DE LA FABRICATION

DES

CONSERVES DE VIANDE

HYGIÈNE ALIMENTAIRE

DE LA FABRICATION

DES

Conserves de Viande

Par F. SAUVAIN

VÉTÉRINAIRE AU 10ᵉ RÉGIMENT D'ARTILLERIE

DOCTEUR EN MÉDECINE

« Servir la patrie est la moitié du devoir,
servir l'humanité est l'autre moitié. »

PARIS

HENRI CHARLES-LAVAUZELLE

Éditeur militaire

10, Rue Danton, Boulevard Saint-Germain, 118

(MÊME MAISON A LIMOGES)

INTRODUCTION

La question de la fabrication des conserves a acquis, depuis quelques années, une importance considérable. La presse a largement contribué à la rendre populaire ; elle intéresse aujourd'hui tous les individus.

Jusqu'aux années dernières, les produits américains seuls servaient à notre consommation civile et militaire.

Outre que nous perdions le bénéfice d'une industrie qui peut être une richesse pour certaines régions de notre pays, nous avions à déplorer chaque jour de nouveaux désastres.

Les journaux étaient remplis par les récits des accidents causés par ces conserves, fabriquées sans aucune surveillance et importées en France.

Aujourd'hui, c'est autre chose, au moins pour la fourniture militaire.

Nos soldats ne reçoivent plus que des conserves faites avec des viandes françaises, dans des usines françaises, par des ouvriers français.

La Chambre des députés en a décidé ainsi dans sa séance du 10 décembre 1895, sur la proposition de M. Chapuis, député de Toul.

Le travail n'est pas livré à la merci d'un fabricant plus ou moins consciencieux ; c'est avec une surveillance de tous les instants que fonctionnent les usines.

L'autorité militaire adjoint à chacune d'elles, quand

elle travaille pour le ministère de la guerre, un vétérinaire militaire chargé de l'inspection.

Or, pour la plupart, et nous étions de ce nombre, cette question est absolument inconnue.

Détaché pour surveiller la fabrication des conserves à l'usine de Saint-Brieuc, nous avons cru faire une œuvre utile en décrivant brièvement la technique de cette industrie. Si nous pouvons servir un peu à ceux qui nous succéderont, nous aurons rempli notre tâche.

Nous avons fait le plan d'une installation telle qu'elle nous paraît répondre le mieux aux exigences du cahier des charges actuellement en vigueur, conforme aux règles de l'hygiène indispensable pour cette sorte d'industrie.

Nous nous sommes étendu surtout sur le choix des animaux et la qualité des viandes.

DE LA FABRICATION

DES

CONSERVES DE VIANDE

CHAPITRE Ier.

BATIMENTS, CONSTRUCTION, DISPOSITION.

Le nombre et l'aménagement des locaux nécessaires
pour la fabrication des conserves de viande varient évidemment avec l'importance de l'usine et son mode de
fabrication.

Le type d'installation que nous allons exposer est celui qui nous semble satisfaire le mieux aux exigences
du cahier des charges pour les fournitures du ministère
de la guerre. Il est soumis aux règles de l'hygiène et
de la police sanitaire et répond aux besoins de l'industrie, avec un certain confortable, sans cependant obliger
à des dépenses considérables. La surveillance y est facile, l'entretien scrupuleux d'une méticuleuse propreté
et d'une aseptie aussi parfaite que possible, assuré.

En principe, nous croyons indispensable que chaque
manipulation soit effectuée dans un pavillon spécial et
séparé.

Ces constructions, exposées à l'est, seront légères. On

n'emploiera que le fer, les briques, le verre, le ciment, à l'exception des matériaux poreux, plâtre, bois, etc., pour les édifier.

Elles auront au moins huit mètres de hauteur.

Les ouvertures seront très grandes ; les portes seront remplacées par des stores métalliques à contre-poids.

La toiture, au lieu de reposer par tout son pourtour sur le mur d'enceinte, sera, au contraire, surélevée d'environ 50 centimètres ; l'espace laissé vide pourra être clos, les nuits d'hiver, par des abat-vent mobiles.

Le sol des ateliers et magasins, cimenté, au lieu de former des arêtes vives avec les murs, sera arrondi, de même que dans les coins, pour assurer un nettoyage plus complet.

Les murs intérieurs seront enduits d'un vernis spécial permettant un lavage plus efficace que la peinture à l'huile. Ce vernis a, en outre, l'avantage du bon marché.

Les constructions devront comprendre :

1° Une étable entourée d'un paddock, et si c'est possible d'une prairie. C'est là que séjournera le troupeau de réserve ; c'est là que se reposeront les animaux fatigués par un voyage souvent très long; c'est là aussi que les animaux trop maigres pour être abattus pourront prendre un peu d'embonpoint. A cette étable, sera adjoint un magasin à fourrages qui pourra, à la rigueur. lui être superposé. Dans ce cas, on ménagera au plafond des ouvertures pour le passage des rations affectées aux animaux ;

2° Une deuxième étable, plus petite, distante de la première, et pouvant contenir le nombre d'animaux destinés au travail du lendemain. Dans ce local seront réunis et maintenus au repos et à la diète les animaux reçus par le vétérinaire inspecteur, qui les aura fait marquer à la corne, avec le fer rouge, après examen de l'âge et de l'état sanitaire ;

3° Un abattoir, qui devra être vaste, bien éclairé, pourvu de treuils, moufles, etc.

Il y aura des travées métalliques permettant de suspendre les animaux entiers. Tout autour, des crochets pour recevoir les organes indispensables au diagnostic des maladies : poumons, foie, tête, etc.

Un hangar mitoyen, couvert, dont le sol sera cimenté et où il y aura au moins deux prises d'eau, servira d'emplacement pour le nettoyage immédiat des issues (organes digestifs) ;

4° Une salle de refroidissement pourvue de tous les moyens possibles pour y activer la ventilation. Dans cette salle, qui devra être d'une propreté méticuleuse, se trouveront de nombreux crochets, fixés sur des poutres en métal, poutres parallèles, et qui reposeront par leurs deux extrémités sur deux des murs d'enceinte, à mi-hauteur de ces murs.

C'est là qu'on apportera la viande coupée en quartiers et les épaules levées, après la visite sanitaire passée dans l'abattoir.

Ces viandes auront été estampillées à l'encre indélébile par le vétérinaire inspecteur ; elles seront suspendues et suffisamment espacées pour ne pas arriver au contact.

Ces quartiers, dit le cahier des charges pour l'entreprise de l'année 1900, devront rester dans la salle de refroidissement au moins 8 heures et au plus 18 heures.

Nous ne saurions trop nous élever contre cette règle si intransigeante. Il peut se faire que, pour une cause ou pour une autre, la fabrication se trouve retardée. Il nous semble bien naturel de laisser au vétérinaire inspecteur compétent le droit de prolonger ce temps de refroidissement autant qu'il n'y a pas à craindre pour la qualité des viandes.

Une salle de désossage sera comprise dans le même pavillon. Elle communiquera par une porte-store avec la précédente. Là seront apportés, au fur et à mesure des besoins, sans que jamais il y ait encombrement, les quartiers de viande pris dans la salle de refroidissement.

Cette salle de désossage sera pourvue de tablettes longues, étroites, en marbre, en verre ou, à la rigueur, en bois recouvert entièrement d'une feuille de zinc.

On n'emploiera pour recevoir les déchets, qui ne devront jamais être jetés à terre, que des vases en métal étamés ; aucun panier ne devra servir à cet usage ;

5° Un laboratoire ou salle de cuisine. Ce sera la salle la plus vaste, très aérée, à cause des vapeurs continuellement dégagées.

C'est là que s'opérera le blanchiment des viandes, le dégraissage, l'emboîtage, la fabrication et la concentration du bouillon et la stérilisation ;

6° Un atelier de soudage, où s'opéreront le sertissage, le soudage et la peinture des boîtes ;

7° Un local pour les générateurs et moteurs.

Enfin, nous croyons de toute nécessité l'adjonction d'un petit laboratoire où le vétérinaire inspecteur trouvera les moyens d'étude nécessaires pour assurer les diagnostics douteux et exécuter les expériences qu'il croira devoir faire pour le bien du service à chaque temps des opérations.

Tous les locaux seront toujours de la plus grande propreté; l'eau y sera abondante; le sol cimenté et pourvu de la pente, des rigoles et des caniveaux nécessaires à l'écoulement continu des eaux de lavage.

Tous les pavillons seront pourvus de moyens commodes et bien à portée du personnel pour la suspension des outils ou objets servant à l'exploitation.

Les appareils de cuivre servant à la cuisson des viandes et au traitement du bouillon seront étamés à l'étain fin et maintenus en parfait état d'entretien.

Les bassines en fonte malléable ou en tôle d'acier, ainsi que les appareils de cette nature destinés à la cuisson à la vapeur, pourront ne pas être étamés. Dans ce cas, ils devront être lavés à l'eau bouillante additionnée de carbonate de soude ou purifiés par afflux de vapeur après chaque cuisson.

La propreté des locaux sera obtenue non par le balayage, mais par le lavage à grande eau du sol et des parois.

Les ouvriers devront être astreints à la plus grande propreté corporelle et à de fréquents nettoyages des mains ; ils seront toujours pourvus de vêtements de travail propres, changés chaque jour ; ils recevront ces effets dans un vestiaire où ils déposeront leurs habits de ville à l'arrivée à l'usine.

Une discipline hygiénique sévère doit être maintenue dans les ateliers.

Les déchets de la fabrication ne devront jamais séjourner dans les parties de l'usine affectées au traitement des viandes.

Ils devront être enlevés tous les jours ou déposés dans un local isolé.

CHAPITRE II.

Les intoxications carnées reconnaissent presque toujours pour cause des microbes pathogènes; que ceux-ci agissent par leurs toxines ou par leur propre développement dans le tube digestif, peu importe:

Ce n'est pas l'air, l'humidité ou la chaleur qui sont les facteurs à redouter ; c'est le microbe pathogène ou le microbe de la putréfaction.

Le problème à résoudre, pour avoir des conserves saines et durables, consiste en deux points :

1° Détruire les microbes qui peuvent exister ;

2° Empêcher l'arrivée de nouveaux agents.

Nous savons bien que les viandes absolument saines sont presque toujours aseptiques, dans leur profondeur; mais nous savons aussi que la couche superficielle des viandes en usage ne l'est jamais.

L'industrie, sans attendre les études de Pasteur et de son école, employait, avec une sorte de prescience, depuis longtemps, des moyens, il est vrai, très imparfaits, pour arriver à la solution de ce problème.

La dessiccation était mise en œuvre.

Or, nous savons depuis, par les expériences de Celli, en Italie, que la viande humide, excellent terrain, ne cultive plus, lorsqu'on la prive de son eau de constitution.

Le Paraguay et l'Uruguay, qui, hélas! depuis si longtemps inondent la France de leurs produits, au grand détriment de notre industrie nationale, fabriquent ainsi ce qu'on appelle *carne seca* et *tasajo*.

Le Brésil, le Mexique emploient aussi ce procédé.

On coupe de longues lanières minces de viande de bœuf, que l'on saupoudre de farine de maïs; puis on expose le tout au soleil jusqu'à complète dessiccation : voilà pour la *carne seca*.

Le *tasajo* s'obtient par une manipulation un peu plus compliquée. Des quartiers entiers de viande sont imprégnés de saumure, puis empilés avec interposition de sel ; ils sont pressés en plein air pour en faire sortir l'eau. Cette opération dure trois ou quatre jours. Enfin, on termine, comme pour la *carne seca*, par une exposition au soleil jusqu'à complète dessiccation.

L'enrobage est un moyen de conservation absolument inefficace, qui a la prétention de préserver la viande crue ou cuite par un enveloppement gras ou encore par une couverture solide ou liquide, telle qu'acide stéarique, glycérine, gélatine, tan, sciure de bois, etc.

C'est évidemment le moyen le plus simple de fabrication des conserves ; mais il est trop simple et ne mérite pas de nous arrêter plus longtemps.

On a employé aussi les antiseptiques ; cette fois, ce n'est plus un moyen inefficace, c'est un moyen condamnable.

Quand on s'en tient au sel marin, qui n'a guère d'effet pour la conservation, le mal n'est pas grand ; mais il n'en est pas de même de certaines substances qui feront l'objet d'un chapitre particulier.

Le froid a été et est encore très employé ; mais il ne peut fournir que des conserves de peu de durée. Il arrête le développement de certains organismes ; il est insuffisant pour les détruire. On obtient, par ce procédé, une conservation à court, moyen ou long terme — ce long terme pouvant dépasser six mois — selon la température et la durée du refroidissement.

M. Pinto, de Rio-de-Janeiro (1), a imaginé un nouveau procédé de conservation des viandes, que nous allons citer pour mémoire. En voici le résumé : il plonge la viande à conserver dans une solution de 50 p. 100 de sel ordinaire et fait passer dans le bain un courant continu. En dix à vingt minutes, la salaison est complète, et la viande, retirée, est mise à sécher. Pour un bain de 3.000 litres de saumure, où l'on peut immerger 1.000 kilogrammes de viande, le courant peut être de 100 ampères, sous une force électromotrice de 8 volts. Les électrodes doivent être en platine, pour éviter les sels nuisibles formés par les autres métaux.

Le procédé Chevallier-Appert est exclusivement employé pour la fabrication des conserves de viande à l'usage de l'armée. C'est celui que nous exposerons en détail. Cependant l'administration peut autoriser une simplification de la fabrication dans certaines circonstances.

Procédé Appert. — Imaginé par Nicolas Appert, au commencement du siècle, perfectionné par Favre, par Fastier, enfin par Chevallier-Appert, qui lui a donné son nom, ce procédé consiste à extraire, par une première cuisson, une grande partie de l'eau de constitution de la viande. Ainsi blanchie, après avoir été désossée, cette viande est mise en boîtes, avec une quantité suffisante de bouillon concentré.

Dans le principe, on fermait hermétiquement ces boîtes, puis on les plongeait un certain temps dans l'eau bouillante. Cette stérilisation illusoire fut vite reconnue insuffisante, et le chimiste Favre imagina de cuire les boîtes dans un bain de chlorure de calcium à une température supérieure à 100 degrés.

---

(1) *Revue scientifique*, 1897.

M. Fastier, imbu d'idées fausses, pensa soustraire la conserve à l'action prétendue destructive de l'air enfermé dans la boîte en ménageant, sur l'un des fonds, une petite ouverture par laquelle cet air se trouvait entraîné avec la vapeur d'eau, pendant l'ébullition. Une goutte d'étain, ensuite appliquée sur l'ouverture en question, assurait l'étanchéité du contenant.

Ce fut Chevallier-Appert qui, en 1851, songea à opérer la stérilisation des conserves à l'autoclave. Grâce à cet appareil, on obtient des températures élevées.

Il n'est plus question de chasser l'air ; on stérilise le tout, car on tue presque à coup sûr tous les organismes vivants, puisqu'on obtient facilement 120 degrés au centre de la boîte.

Cette dernière méthode a, en outre, l'avantage de permettre une cuisson préalable moins prolongée; d'où une perte moins abondante d'eau de constitution; d'où aussi une conservation plus complète des principes sapides et nutritifs de la viande. Enfin, elle présente, pour la durée de la conservation, une plus grande sécurité.

Dans certaines circonstances, on peut simplifier le mode de fabrication. Ainsi, par exemple : la viande désossée, dégraissée, est mise crue dans la boîte ; celle-ci, fermée hermétiquement, est mise dans l'autoclave.

C'est simple, c'est rapide. Mais il y a un gros inconvénient : la quantité de jus — bouillon — est trop considérable par rapport au poids total de la conserve. Ainsi, un kilogramme de conserve préparé de cette façon renferme seulement 600 grammes de viande cuite et 400 grammes de bouillon, alors que le procédé de Chevallier-Appert permet de réduire le bouillon au 1/5ᵉ du poids total de la conserve, c'est-à-dire à 200 grammes pour une boîte de 1 kilogramme.

Un autre procédé consiste à blanchir la viande en gros morceaux non désossés. La viande est cuite à fond, pour en retirer le plus de sucs possible. On remplit la boîte de viande et de bouillon, puis on porte à l'ébullition, en laissant échapper l'air.

Ce procédé est défectueux, parce que le blanchiment avec les os et les tendons donne un bouillon trouble, très gélatinisé et de qualité médiocre ; parce que aussi la stérilisation est absolument insuffisante, et qu'une conserve faite dans ces conditions n'est en aucune façon à l'abri de la putréfaction.

FABRICATION DES CONSERVES DE VIANDE PAR LE PROCÉDÉ CHEVALLIER-APPERT OU FABRICATION NORMALE

La fabrication normale des conserves de viande comporte les opérations suivantes :

1° Choix des animaux ;

2° Abat et habillage des bestiaux ;

3° Examen des viandes ;

4° Traitement de la viande crue ;

5° Première cuisson ou blanchiment de la viande ;

6° Refroidissement de la viande ;

7° Revision et parage de la viande cuite ;

8° Dégraissage, clarification et concentration du bouillon ;

9° Répartition de la viande dans les boîtes métalliques ;

10° Récipients, sertissage, soudure ;

11° Répartition du bouillon et fermeture définitive de la boîte ;

12° Bain d'épreuve ;

13° Stérilisation.

1° Choix des animaux.

Les animaux destinés à la fabrication des conserves doivent, avant l'abatage, être l'objet d'une visite de la part du vétérinaire inspecteur.

Nous allons passer en revue les motifs qui doivent entraîner le refus à cette première visite et notamment les suivants :

a) La maigreur ;

b) La vieillesse avancée ;

c) La trop grande jeunesse ;

d) La fatigue ;

e) Les chaleurs ;

f) L'état de gestation ;

g) L'avortement ;

h) La lactation ;

i) L'émasculation récente ;

j) La fièvre aphteuse ;

k) La médication récente par des substances odorantes ou nuisibles.

a) *La maigreur.* — C'est peut-être la maigreur qui occasionne les plus grandes incertitudes dans la pratique de l'inspection.

On s'accorde difficilement sur le degré de maigreur, à moins d'avoir affaire à des animaux étiques. Les termes de maigreur et amaigrissement ne sont pas suffisamment précis pour fixer l'état qui indique l'acceptation ou le refus.

Le mot maigreur implique un état extrêmement variable, depuis l'extrême maigreur jusqu'au manque d'embonpoint. En tous cas, ce n'est qu'un état physiologique particulier, sans être un processus morbide ; c'est, par exemple, l'état que présentent certains animaux en voie de développement.

L'amaigrissement, au contraire, est un état franche-ment pathologique ; souvent même c'est un des symptô-mes d'une maladie grave, et, pour n'en citer qu'une, c'est l'un des premiers effets de la tuberculose. L'amai-grissement comporte autre chose qu'un manque ou qu'u-ne perte de graisse ; il s'accompagne toujours d'atro-phie musculaire.

Il y a amaigrissement, parce que la désassimilation est plus grande que l'assimilation. La nutrition, en effet, s'effectue selon trois conditions différentes :

Etat stationnaire : assimilation = désassimilation ;

Engraissement ou accroissement : assimilation $>$ dés-assimilation ;

Amaigrissement : assimilation $<$ désassimilation.

Quelles sont les causes de cette suractivité de la désas-similation ?

C'est d'abord l'insuffisance de la nourriture, qui peut aller jusqu'à la privation. L'animal peut perdre de ce fait 50 p. 100 de son poids primitif. C'est la graisse sous-cutanée qui disparaît la première, puis la graisse interstitielle se résorbe à son tour. « Les muscles devien-nent secs, coriaces, peu nutritifs, indigestes ; leurs fais-ceaux primitifs tendent à perdre leurs stries, lorsque la maigreur atteint ses dernières limites. Chimiquement, ils sont très altérés; il n'y a plus de graisse, plus de sucs dans les interstices de leurs fibres et, sans doute, les matières extractives, l'osmazone, ne s'y trouvent plus dans les proportions normales. » (Colin.)

La viande maigre se compose toujours d'une propor-tion inévitable d'os, de tendons, d'aponévroses ; le tissu musculaire y est plus rare que dans la viande grasse, et moins nutritif.

Si l'on compare cette viande maigre à une viande grasse, on constate que la première renferme une beau-coup plus abondante proportion d'eau de constitution.

Par le tableau ci-dessous, qui résume les analyses de Leyder et Piro, faites avec de la viande de bœuf, on peut constater que les proportions d'eau de constitution et de graisse sont inversement proportionnelles.

Analyses de viandes de bœuf par Leyder et Piro.

Morceaux.	Eau.	Matière sèche.	Chair musculaire.	Graisse.	Cendres calcinées.	
Animal maigre :						
Cou....................	76.49	23.51	21.29	1.28	1	»
Cuisse.................	77.09	22.91	20.99	0.92	1	»
Ventre................	77.53	22.47	20.69	0.78	1	»
Côtes et aloyau.....	76.58	23.42	19.80	2.62	1	»
Animal demi-gras :						
Cou....................	77.93	22.03	20.02	0.95	1	»
Cuisse.................	74.98	25.02	20.02	4. »	1	»
Ventre................	76.80	23.20	17.87	4.33	1	»
Côtes et aloyau.....	70.60	29.40	20.40	7.96	1	»
Animal gras :						
Cou....................	76.15	23.85	20.03	2.82	1	»
Cuisse.................	73.26	26.74	19.98	5.76	1	»
Ventre................	67.81	32.19	22.38	8.12	1	»
Côtes et aloyau.....	67.35	32.05	18.79	12.85	1	»

Il faut donc, dans tous les cas où l'animal n'est pas absolument gras, le refuser. Sa viande ne serait pas susceptible de fournir une bonne conserve.

b) *La vieillesse avancée.*— « Il est incontestable, dit Husson, que la viande provenant d'un vieil animal a perdu une partie de ses qualités ; elle est dure et se digère difficilement. »

L'imperfection de la mastication, les digestions laborieuses, le défaut d'activité des sécrétions, la faiblesse d'action du cœur, l'insuffisance de l'hématose sont autant de causes à la précipitation de la désassimilation et au ralentissement de l'assimilation.

La cachexie sénile est le dernier terme de ce défaut de nutrition.

Il ne faut, en aucun cas, accepter les animaux trop âgés, c'est-à-dire après cinq ans pour les taureaux et après huit ans pour les bœufs et les vaches.

c) *La jeunesse.* — L'accroissement se fait par un apport de matériaux supérieur au chiffre des dépenses. A son maximum, dès les premiers temps de la vie, cet excédent de l'apport va diminuant jusqu'à l'âge adulte. C'est à ce moment seulement que la viande des animaux comme les autres tissus du reste (os, tendons, etc.) ont accompli leur complet développement.

Jusqu'à cette époque, la proportion d'eau de constitution est considérable, la chair musculaire manque de fermeté, et elle est insuffisamment nutritive ; elle perd beaucoup de son poids à la cuisson et ne peut fournir qu'une conserve médiocre.

L'âge adulte varie un peu avec les races, avec le mode d'élevage; mais, en principe, on n'admettra pas, pour la fabrication des conserves, les animaux ayant moins de trois ans.

d) *La fatigue.* — La fatigue peut aller jusqu'au surmenage, et, dans tous les cas, c'est une des conditions les plus mauvaises pour la conservation de la viande. Plus ou moins fiévreuse, cette viande est un excellent terrain de culture; la putréfaction s'y développera très rapidement.

Depuis longtemps déjà, cette remarque a suscité des instructions pour que les animaux soient soumis au repos avant d'être abattus.

« En 1832 (1), dans un projet de règlement adressé à la municipalité de Madrid, Ventura de Pena y Valle recommandait de ne pas maltraiter les animaux avant de les abattre, mais de les sacrifier après un repos complet. Cette prescription forme l'objet de l'article 18 de

---

(1) Ch. Morot : *Les viandes impropres à l'alimentation humaine.*

l'ordonnance royale du 28 février 1859, sur l'inspection des viandes en Espagne. »

Cet usage règne un peu partout ; la durée du repos seule diffère : il va de trois heures, dans le canton de Zug, jusqu'à deux jours, à Pernambouc. D'autres fois, l'inspecteur est seul juge de la durée du repos nécessaire, à Inowrazlau (Prusse) par exemple.

L'article 31 du décret du 3 août 1890 sur la surveillance hygiénique des aliments en Italie est ainsi conçu :

« Les animaux de boucherie qui ont été maltraités ne peuvent être abattus avant la guérison des lésions qu'ils ont ainsi contractées.

» Sont considérés comme mauvais traitement les marches forcées ou accélérées, le mauvais mode de transport par chemin de fer, les jeûnes, les exercices violents et les brutalités. »

Il faut donc refuser de laisser abattre les animaux fatigués. C'est, du reste, en grande partie pour cette catégorie qu'est construite la première étable décrite au chapitre « Bâtiments ».

e) *Chaleurs.* — Les chaleurs s'accompagnent toujours de fièvre ; les sécrétions sont augmentées, plus odorantes; la viande se corrompt plus facilement.

Pendant les chaleurs, les animaux manquent d'appétit, mangent moins, maigrissent rapidement.

Depuis longtemps déjà, en Espagne, l'abatage de ces animaux est prohibé.

On n'acceptera pas les animaux pendant cette période. C'est encore une catégorie qui trouve sa place dans la première étable, à côté des animaux maigres, en attendant la disparition de leur excitation sexuelle.

f) *Etat de gestation.* — La qualité de la viande des animaux en état de gestation est inférieure, surtout à la période ultime de la grossesse.

La gestation est une cause de dénutrition très influente ; les matières minérales fournies par la mère pour la nutrition du fœtus activent beaucoup, chez elle, la désassimilation. A une époque avancée de la grossesse, l'utérus gravide, par son poids, repousse le diaphragme, rend la respiration difficile, ralentit l'hématose, entrave la circulation, provoque des œdèmes par la compression du foie, de la veine cave, de la veine porte ; des infiltrations séreuses par la gêne circulatoire générale. Souvent aussi, comme l'a observé Charrin, cet état de gestation entraîne l'hyperglycémie, la glycosurie, l'albuminerie.

Le ralentissement de la nutrition ne va pas non plus sans une diminution du poids de l'urée et de la quantité d'urine sécrétée, sans une décomposition de la graisse et une déminéralisation des tissus maternels.

Les animaux en état de gestation seront donc exclus de la fabrication des conserves.

g) *L'avortement.* — Les motifs de refus énumérés pour les animaux en état de gestation s'appliquent aux animaux qui viennent ou de mettre bas ou d'avorter. Ces deux phénomènes sont, en effet, la conséquence immédiate du premier. Mais, pour l'avortement, il peut venir s'y ajouter les causes ou les suites de cet avortement, qui ne sont pas souvent sans infection utérine, quand même cette infection ne devient pas la cause d'un état général mauvais ou pathologique.

A fortiori, les animaux de cette catégorie doivent donc être exclus.

h) *La lactation.* — D'après Pagès, l'abondance de la sécrétion lactée et la richesse nutritive du liquide sécrété indiquent un mouvement d'une intensité exceptionnelle, entraînant forcément une désassimilation, un épuisement rapide des réserves des femelles laitières.

La sécrétion lactée est plus épuisante au commencement qu'à la fin de la lactation, plus à la fin qu'à la période intermédiaire. Les phénomènes d'oxydation sont considérablement affaiblis. La graisse phosphorée ou lécithine est détruite en grande partie dans l'organisme.

En un mot, cette période de lactation est très fatigante pour les animaux, et leur viande ne peut pas fournir une conserve assez riche.

Il faut éliminer ces animaux de la fabrication.

i) *L'émasculation récente.* — A Marseille, à Turin, à Puerto-Rico, à Tunis, à Perpignan, à Santander et dans bien d'autres villes, la castration récente des mâles provoque l'interdiction de l'abatage ; il faut que cette opération date d'une époque plus ou moins reculée, au moins trois mois.

C'est à juste titre ; l'opération, d'abord, s'accompagne généralement d'un peu de fièvre, d'une prostration de l'animal.

Après quelque temps, les matériaux assimilables servent tous à l'entretien du sujet, les chairs acquièrent une saveur et une succulence bien plus grande, d'autant plus que l'émasculation est faite plus tôt.

Les animaux châtrés jeunes engraissent plus vite et donnent une chair plus nutritive que ceux qui le sont tardivement.

On devra attendre, pour permettre l'abatage, que les plaies de castration soient parfaitement cicatrisées, et que le léger mouvement fébrile qui accompagne l'opération soit absolument disparu.

j) *La fièvre aphteuse.* — Maladie contagieuse, caractérisée par un état fébrile, suivi ou accompagné d'éruptions vésiculeuses qui font place à des plaies.

Il est préférable de ne pas accepter pour la fabrication des conserves ces animaux, dont la viande est toujours plus ou moins fiévreuse.

k) *Médication odorante ou nuisible récente.* — Assez difficile à reconnaître à la visite des animaux sur pied, à moins d'en être prévenu ou d'être en présence d'un animal dont l'air expiré est empreint d'une odeur médicamenteuse suffisante.

Dans ce cas, il faut exclure l'animal de la fabrication.

2° Abat et habillage des bestiaux.

Aucun animal ne peut être employé à la fabrication des conserves s'il n'a d'abord été examiné et observé sur pied par le vétérinaire militaire inspecteur; en cas d'empêchement motivé, l'administration devra faire suppléer celui-ci par un médecin militaire.

L'abatage ne pourra être effectué que dans une tuerie spéciale à l'usine, ou, à défaut, à l'abattoir municipal.

Les animaux seront inscrits chaque jour sur un registre spécial d'entrées et de sorties, d'après l'ordre de leurs numéros. Ce registre indiquera le sexe et l'âge de l'animal; s'il est refusé par le vétérinaire soit sur pied, soit après abatage, mention en sera faite immédiatement à l'encre rouge. Pour les animaux reçus, ce même registre indiquera le poids en viande abattue avec la mention d'acceptation.

La viande à employer est celle de bœuf, de vache et de taureau, sans que la proportion en poids des viandes abattues, chaque jour, de vache et de taureau réunies, puisse être de plus de moitié.

L'emploi de la viande congelée est interdit.

La viande doit être salubre et provenir d'animaux bien en chair, de 3 à 8 ans pour les bœufs et vaches, de 3 à 5 ans pour les taureaux.

Sont obligatoirement exclus de la fabrication : les abats, la tête et les joues, la salière, la jambe et le jarret coupés à dix centimètres au-dessus de l'extrémité inférieure du tibia ou du radius, dit le cahier des charges de 1900. Or, cette clause ne nous paraît avoir aucune raison d'être, puisque la viande n'est utilisée qu'après un désossage complet.

« La conserve doit être le produit intégral de la cuisson de la viande fraîche employée à sa fabrication et renfermer tous les éléments constitutifs de cette viande, à l'exception des os, des tendons, des pelotes ou masses graisseuses apparentes, des écumes du bouillon et d'une certaine proportion d'eau, éliminés au cours de la fabrication. »

L'examen et l'admission des animaux sur pied sont complétés par l'examen et l'admission de la viande abattue, effectués de même par le vétérinaire militaire.

Pour lui permettre de se rendre compte complètement de toutes les opérations que nécessite la fabrication, le vétérinaire chargé de la surveillance sera autorisé à prélever des échantillons qu'il pourra envoyer à l'hôpital militaire le plus voisin pour les faire soumettre aux épreuves analytiques qu'il jugera nécessaires. Il pourra, du reste, se livrer lui-même à toutes les expériences qu'il croira utiles; cela, à condition que l'on veuille bien mettre à sa disposition les moyens d'investigation indispensables.

Le vétérinaire militaire assiste à toutes les phases de l'habillage; il estampille les quartiers agréés.

L'habillage se fait dans les conditions habituelles, mais le dépouillement doit être effectué sans avoir recours à l'opération du soufflage.

Les animaux ou quartiers rebutés, reconnus simplement impropres, mais non dangereux, devront être enlevés le jour même après autorisation écrite du vétérinaire qui les estampillera de la marque R. Ceux reconnus dangereux ou simplement malsains seront marqués de la lettre D et signalés à l'autorité municipale — service sanitaire — qui prendra à l'égard de ces viandes toutes mesures que de droit. En attendant, l'entrepreneur les fera enlever immédiatement de l'usine.

3° Examen des viandes.

D'une manière générale, il faut exclure de la fabrication des conserves toute viande provenant d'animaux sous le coup d'un processus pathologique quelconque ou insuffisamment grasse; mais, comme le dit fort justement M. Lignières, « vouloir indiquer tous les motifs de saisie, c'est s'exposer à donner une nomenclature incomplète, parfois draconienne, souvent mauvaise ».

Nous allons suivre, à peu près, ici, celle qui a été exposée au dernier Congrès national vétérinaire de 1900 par M. Ch. Morot.

Cependant, notre nomenclature ne comprendra que l'espèce bovine, puisque c'est la seule qui nous intéresse.

1re CLASSE : SAISIES TOTALES ABSOLUES.

1re série : Viandes microbiennes.

a) *Pyémie confirmée ou douteuse.* — L'infection purulente résulte de l'envahissement de l'organisme par des microbes pyogènes (bacille, micrococque, staphylocoque ou streptocoque), par des microbes spécifiques pyogènes ou devenus tels, ou par des toxines.

La dissémination de ces agents provoque des abcès dits métastatiques dans les parenchymes.

Galtier (*Traité de police sanitaire*, 1880, page 232) indique la conduite à tenir en face d'une pyémie : « La viande d'animaux tués en état d'infection purulente ne doit jamais être livrée à la consommation. Il faut saisir, même avant la formation des abcès métastatiques, ajoute-t-il, car la fièvre, quelle qu'elle soit, agit défavorablement sur les chairs.

Les microbes pyogènes résistent longtemps à la chaleur, et les viandes qu'ils ont envahies sont très difficilement stérilisées.

b) *Septicémie gangréneuse confirmée ou douteuse.* — Maladie virulente, inoculable, due à l'envahissement par le vibrion septique. Elle engendre chez l'homme l'œdème malin par inoculation directe.

Les viandes septicémiques sont sales, molles, friables; leur consommation occasionne des coliques et quelquefois de véritables empoisonnements.

Cependant, en 1893, Bourgeaud, de Lausanne, cite un cas où la viande et tous les organes « ont belle apparence », sauf la matrice, qui est congestionnée, et cependant les inoculations à des cobayes ont déterminé leur mort avec tous les symptômes classiques de la septicémie expérimentale. Pour ce vétérinaire, les cas les plus redoutables sont dus à la métrite septique.

Ostertag appelle saproemie la pullulation sur place de bactéries saprophytes, qui produisent des toxines, résorbées ensuite. Cela arrive surtout dans les cas de fractures.

c) *Charbon bactéridien.* — Dû à la présence de la bactéridie charbonneuse (Davaine); maladie virulente. inoculable à l'homme.

La saisie totale est imposée par l'article 42 du Code rural.

d) *Charbon symptomatique.* — S'observe surtout chez les bovidés ; caractérisé par des tumeurs. C'est une maladie virulente, inoculable, déterminée par la bactérie d'Arloing, Cornevin et Thomas.

L'article 42 du Code rural ordonne également la saisie totale.

L'homme est réfractaire à cette maladie, en temps qu'inoculation directe; mais l'ingestion de ces viandes peut déterminer chez lui de graves intoxications.

e) *Rage*. — La rage est une maladie virulente, inoculable, dont la virulence siège surtout dans le cerveau et la moelle épinière. Elle peut être contractée par les bovidés.

La saisie totale est prescrite par l'article 14 de la loi du 21 juillet 1881 et l'article 42 du Code rural.

Dans la 2ᵉ édition de son *Traité de police sanitaire* (1892), Galtier s'exprime ainsi :

« La législation sanitaire française permet la vente pour la boucherie, après une séquestration de six semaines, des herbivores mordus par les animaux enragés. Il eût été préférable, peut-être, de laisser vendre ces herbivores pour la boucherie dans les huit jours qui suivent la morsure. »

En Allemagne, l'abatage est autorisé immédiatement après la morsure, avec saisie de la partie mordue.

Enfin, jusqu'à présent, il faut s'en tenir aux arrêtés en vigueur.

f) *Entérites*. — Les animaux dont les organes digestifs sont atteints de gastro-entérites, tous ceux dont le tube digestif est le siège d'une inflammation doivent être éliminés de la fabrication des conserves.

Toutes ces infections coli-bacillaires, si communes, sont le point de départ de nombreux cas d'intoxication.

g) *Peste bovine*. — Maladie virulente, inoculable, caractérisée par un état typhoïde avec accidents spécifiques sur les muqueuses.

Cette maladie n'est pas transmissible à l'homme; néanmoins, pour éviter tout danger, et surtout après un état de fièvre un peu ancien, il faut saisir totalement.

2ᵉ série : Viandes altérées.

a) *Viandes surmenées.* — Les longues marches, les stations debout prolongées, les longs voyages, sur mer ou en chemin de fer, sont les principales causes du surmenage.

D'après A. Gautier, voici ce qui se passe chez les animaux surmenés.

Les matériaux de la désassimilation, très active, ne sont pas éliminés suffisamment vite ; ils passent dans l'économie, sont portés dans les centres nerveux et déterminent la fièvre.

La fièvre, à son tour, occasionne et entretient la constipation, et il peut en résulter la résorption de toxines très dangereuses. Les leucomaïnes produites dans le surmenage rendent les viandes extrêmement dangereuses.

Ces alcaloïdes très actifs (névrine, pepto-toxine et toxines-ferments) ne perdent pas toujours leurs propriétés à 100°.

La viande est brune, noire, collant aux doigts; elle dégage une odeur aigrelette ; sa réaction est acide par l'acide lactique; elle rougit le papier bleu de tournesol.

Si ces viandes sont dangereuses pour la consommation, elles le sont encore beaucoup plus pour la fabrication des conserves. La stérilisation arrivera certainement à les rendre aseptiques, à enrayer la fermentation et à empêcher la putréfaction; mais la viande pourra provenir d'un animal fin-gras, elle ne fournira jamais que de très mauvaises conserves.

b) *Viandes fiévreuses.* — La fièvre s'accompagne toujours d'une destruction des fibres musculaires, des cellules et des hématies avec accumulation dans le sang des sels de potasse à effets toxiques rapides. (Kaufmann.)

Elle cause une production rapide et abondante d'alcaloïdes toxiques. (Galtier).

Ces viandes sont un excellent terrain de culture; elles laissent écouler, à la coupe, une grande quantité de sérosité et se présentent avec une couleur grisâtre qui, à l'air, devient saumonée. Les vaisseaux sanguins sont gorgés de sang.

Il faut saisir totalement.

c) *Viandes saigneuses.* — Caractérisées par la présence de sang dans le tissu veineux interstitiel. Ces viandes proviennent d'animaux saignés tardivement; elles deviennent rapidement insalubres.

Il n'y a lieu de saisir que les viandes très saigneuses.

3ᵉ série : Viandes répugnantes.

a) *Viandes à odeur due à des médicaments.* — Ces viandes doivent être saisies en totalité, parce qu'elles sont malades, désagréables et dangereuses.

L'alcool provoque une odeur d'acétone.

L'ammoniaque communique une odeur répugnante.

L'éther, la térébenthine, l'assa fœtida rendent les viandes inutilisables par l'odeur atroce qu'ils leur communiquent.

Le camphre imprègne si fort son odeur qu'elle ne disparaît pas même par la cuisson.

Le sous-nitrate de bismuth donne une odeur alliacée.

b) *Odeur due à des aliments.* — La camomille et l'absinthe communiquent à la viande un goût désagréable.

Les crucifères lui donnent une odeur de moutarde.

Les asphodélidées et les liliacées des prairies basses donnent un goût désagréable.

Le fenugrec donne à la viande une odeur atroce.

c) *Viandes urémiques.* — L'urémie survient dans tous

les cas d'embarras, insuffisance ou suppression de l'ex-
crétion urinaire.

La viande est pâle, blafarde; elle dégage une odeur
urineuse; dans ce dernier cas, il faut saisir totalement.

d) *Viandes ictériques.* — L'ictère, idiopathique ou
symptomatique, se traduit par une teinte jaune de tous
les tissus.

La viande est désagréable au goût; elle doit être refu-
sée.

4ᵉ série : Viandes insuffisamment alibiles.

Viandes étiques. — La graisse, dans ces cas, est rem-
placée par une gelée mollasse, diffluente, rougeâtre, que
l'on trouve surtout dans le bassin; on dit que ces animaux sont « sans moelle », à cause de cette liquéfaction
de la moelle des os.

2ᵉ CLASSE : SAISIES TOTALES OU PARTIELLES SELON LES CAS.

a) *Tuberculose.* — En cas de tuberculose, le vétérinaire applique rigoureusement l'arrêté du Ministre de
l'agriculture du 28 septembre 1896, ainsi conçu :

« Les viandes provenant d'animaux tuberculeux sont
saisies et exclues en totalité ou en partie de la consommation, suivant la nature et l'étendue des lésions con-
statées, ainsi qu'il est ci-dessous déterminé.

« Elles sont saisies et exclues en totalité de la consommation :

« 1° Quand les lésions tuberculeuses, quelle que soit
leur importance, sont accompagnées de maigreur ;

« 2° Quand il existe des tubercules dans les muscles
ou dans les ganglions intra-musculaires ;

« 3° Quand la généralisation de la tuberculose se traduit par des éruptions miliaires de tous les parenchymes et notamment de la rate ;

« 4° Quand il existe des lésions tuberculeuses importantes à la fois sur les organes de la cavité thoracique et sur ceux de la cavité abdominale.

« Elles ne sont saisies et exclues qu'en partie de la consommation :

« 1° Quand la tuberculose est localisée soit à la cavité thoracique, soit à la cavité abdominale ;

« 2° Quand les lésions tuberculeuses, bien qu'existant à la fois dans la cavité thoracique et abdominale, sont peu étendues.

« La saisie et l'exclusion de la consommation ne portent, dans ce cas, que sur les portions de viande (parois costales ou abdominales) qui sont directement en contact avec les parties malades de la plèvre ou du péritoine.

« Dans tous les cas, les organes tuberculeux sont saisis et détruits, quelle que soit l'étendue de la lésion.

« Toutefois, les viandes suffisamment grasses peuvent être remises au propriétaire après stérilisation prolongée pendant une heure au moins soit dans l'eau bouillante, soit dans la vapeur sous pression; mais la stérilisation ne pourra avoir lieu qu'à l'abattoir, sous le contrôle du vétérinaire inspecteur. »

b) *Farcin du bœuf*. — Maladie chronique, due à un parasite du genre « streptothrix », caractérisée par une infiltration suppurative des vaisseaux et des ganglions lymphatiques superficiels.

Saisie partielle ou totale, suivant l'étendue des lésions.

c) *Actinomycose*. — Due au streptothrix bovis, caractérisée par des suppurations et des tumeurs le plus souvent osseuses.

Nécessite une saisie partielle ou totale, suivant l'étendue des lésions.

d) *Coryza gangréneux.* — Dû à une forme coli-bacillaire, pathogène pour le bœuf; il produit des toxines auxquelles doivent être rapportés presque tous les accidents observés.

On n'autorisera l'usage qu'au début de la maladie. C'est au vétérinaire inspecteur à juger de la conduite à tenir; aucune règle ne peut être établie.

3ᵉ CLASSE : SAISIES PARTIELLES ABSOLUES.

a) Traumatismes divers.
b) Tumeurs simples.

4° Traitement de la viande crue.

Les viandes, reçues et estampillées, sont portées en quartier dans la salle de refroidissement; elles sont pesées et suspendues là pendant une durée d'au moins huit heures et d'au plus dix-huit heures. Elles sont suspendues de telle façon que les quartiers ne se touchent pas. Cette durée de dix-huit heures est une limite un peu courte pour la saison d'hiver; dans tous les cas, elle est trop mathématique ; on pourrait donner un peu d'élasticité, en s'en rapportant à la compétence du vétérinaire inspecteur pour la durée de la conservation.

On procède ensuite au désossage; les quartiers sont apportés un à un et au fur et à mesure du travail, sans jamais en faire provision, dans la salle affectée à cette manipulation.

On enlève la viande de manière qu'il ne reste plus sur les os aucune chair adhérente. Les os sont placés dans de grands récipients en métal étamé. La viande est ensuite débarrassée des pelotes de graisse, nerfs, cartilages, tendons et aponévroses; les tendons serviront à fabriquer le bouillon gélatineux.

La viande est découpée en morceaux de 400 à 500 grammes, qui ne devraient plus avoir que leur graisse interstitielle, à l'exclusion complète de la graisse de couverture.

Le cahier des charges indique généralement que le fournisseur n'est pas obligé d'employer à la fabrication le morceau d'aloyau, tel qu'il est ordinairement composé, c'est-à-dire comprenant le filet, le faux-filet, le rumsteak et les deux premières côtes, dites côtes d'aloyau.

Toute compression en vue d'extraire le jus ou suc de la viande est formellement interdite.

5° Blanchiment de la viande.

Cette première cuisson, qui doit être suffisamment prolongée pour que la viande soit bouillie à cœur, à pour résultat de faire perdre à la viande une partie de son eau de constitution et, par là, de diminuer son poids initial de 45 p. 100 environ.

Pour obtenir ce résultat, trois procédés peuvent être employés, savoir :

a) Blanchiment à l'eau, à l'air libre ;

b) Blanchiment à la vapeur, à l'air libre ;

c) Blanchiment à la vapeur, en vase clos, sous pression.

a) Blanchiment à l'eau, à l'air libre.

Dans des récipients en fonte, en cuivre ou en tôle, très bien étamés, on fait cuire des morceaux de viande dans une quantité d'eau suffisante pour recouvrir le tout.

Afin que la viande ne soit pas entassée et mise sans
ordre dans la bassine, on la dispose dans un panier métallique qui entre et sort facilement du récipient, à la
main ou à l'aide d'un palan.

Dans ce panier sont superposées des claies treillagées

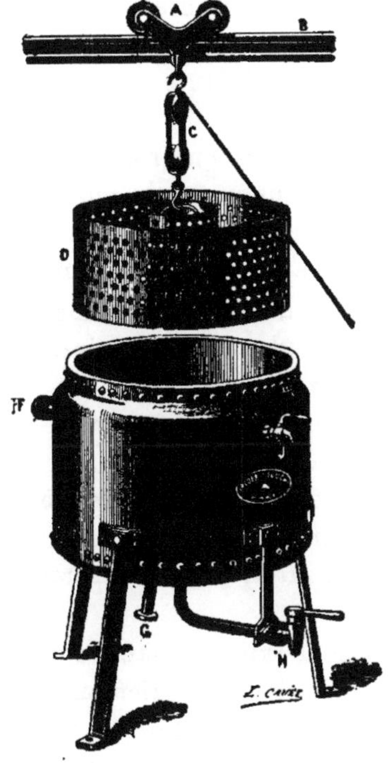

FIG 1. — Bassine à double fond en fer forgé pour la cuisson de la viande
dans l'eau.

où sont disposés les morceaux de viande, de telle sorte
qu'il n'y a pas un tassement excessif et que l'eau bouillante agit d'une façon plus égale sur tous les morceaux.
(Fig. 1.)

Si, cependant, la bassine n'était pas munie des paniers
treillagés, on pourrait néanmoins l'utiliser, à condition

d'agiter souvent la masse des morceaux de viande, pour éviter le tassement et assurer une cuisson uniforme.

Il est préférable, avant d'y mettre la viande, d'élever la température de l'eau jusqu'à complète ébullition, afin que la viande soit complètement saisie, à peine déposée dans la bassine.

Pendant la cuisson, il faut enlever continuellement et très soigneusement l'écume, au fur et à mesure de sa production. C'est un des défauts de ce genre de fabrication.

Une heure cinq minutes environ après le début de l'opération, il ne doit plus rester la moindre teinte sanguinolente de viande crue ; on s'en assure, du reste, en coupant avec un couteau les plus gros morceaux.

Aussitôt que la viande est complètement cuite, on la retire ; on l'étend sur des claies métalliques étamées, afin de la laisser refroidir.

Cette première viande cuite a laissé un bouillon. C'est dans ce bouillon qu'immédiatement on fait cuire une nouvelle quantité, égale à la première, de viande crue. On observe, pour cette deuxième cuisson, qui dure une heure quinze minutes, les mêmes règles que pour la première opération.

La cuisson de cette deuxième quantité de viande effectuée, on l'enlève, on la dépose également sur des claies, où elle va refroidir, et on la remplace, toujours dans le même bouillon, par une troisième quantité de viande crue égale à chacune des précédentes.

Cette troisième ébullition dure une heure trente minutes environ.

Cela fait un total de trois heures cinquante minutes.

Après cette opération, on retire le bouillon, que l'on dépose dans des bassines. C'est ce bouillon qu'après concentration on placera dans les boîtes garnies avec la viande qui a servi à sa production.

Il n'est guère possible d'augmenter au-dessus de trois le nombre des cuissons : 1° parce que plus le bouillon est concentré plus la durée de la cuisson est longue; 2° parce qu'il n'est plus possible de clarifier un bouillon qui a servi à plus de trois cuissons et qui, de ce fait, est saturé des sels solubles de la viande.

D'autre part, si l'on ajoute de l'eau à chaque ébullition, la durée de la concentration du bouillon devient trop longue.

A la sortie des appareils de cuisson, cette viande doit avoir perdu 42 p. 100 de son poids ; après refroidissement, elle a perdu 45 p. 100.

b) Blanchiment à la vapeur, à l'air libre.

La cuisson s'opère dans des bassines en cuivre étamé, à double fond ; le double fond est en communication avec le générateur de vapeur et sert de foyer.

Une tige centrale sert de support à des plateaux métalliques superposés. Cette tige centrale est creuse et percée de trous ; elle communique avec le double fond (fig. 2) et sert à la répartition de la vapeur sur les différents plateaux étagés.

La viande crue est placée sur une seule couche sur chacun de ces plateaux, qui, eux aussi, sont percés de trous pour permettre l'écoulement du bouillon, qui tombe au fond de la bassine.

Une cloche métallique, percée de trous pour l'échappement de la vapeur, recouvre le tout, qui s'y emboîte exactement. Cette cloche est très facilement manœuvrée, à l'aide d'une chaîne qui est fixée au centre et qui passe sur une poulie attachée au mur.

Avant de placer les plateaux chargés de viande, on met dans la bassine une quantité d'eau représentant 15 p. 100 du poids de la viande à cuire ; cette eau est immédiatement portée à l'ébullition par la vapeur qui circule dans le double fond.

La durée de cuisson est de 55 minutes.

La viande qui sort, pesée chaude, a perdu 42 p. 100 de son poids et, après refroidissement, 45 p. 100. Elle

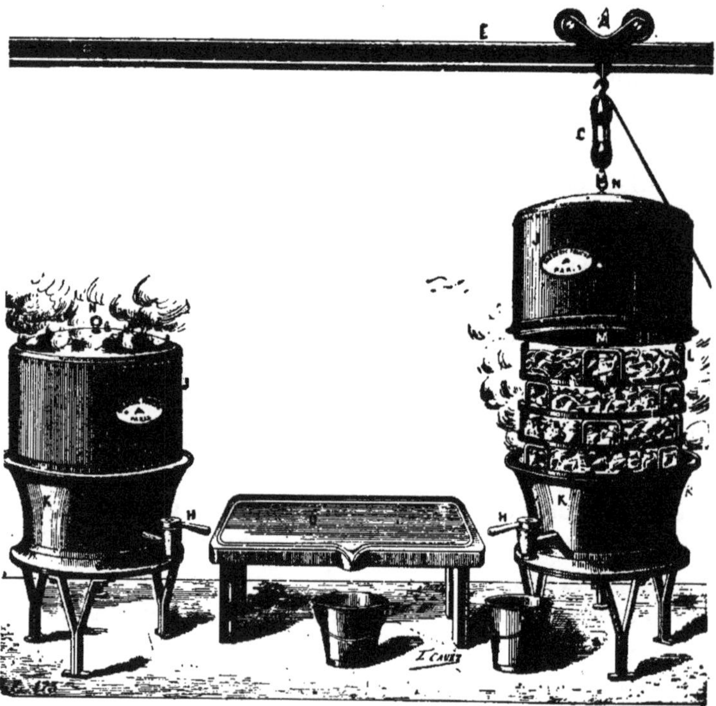

Fig. 2. — Appareil perfectionné à cloche et à plateaux, pour cuisson de la viande dans la vapeur sans pression.

est placée sur des claies métalliques étamées et lavées très proprement à l'eau carbonatée immédiatement avant de recevoir la viande.

Ce procédé est plus recommandable que le précédent, parce qu'il est plus rapide ; les bouillons sont plus concentrés, plus limpides, moins colorés, et la viande garde plus de consistance et de saveur. Il n'est pas très onéreux; c'est certainement un bon système pour les usines qui reculent devant la dépense du système de blanchiment à la vapeur sous pression.

Après la cuisson, les viandes sont égouttées sur les claies métalliques et refroidies pendant au moins deux heures dans une salle fraîche et bien ventilée.

Pendant ce temps de l'opération, elles perdent par évaporation une proportion d'eau, variable de 3 à 6 p. 100 de leur poids, condition favorable à la prise en gelée du bouillon après stérilisation.

c) Blanchiment à la vapeur en vase clos, sous pression.

Le matériel nécessaire pour la fabrication des conserves de viande comprend, en dehors du générateur de vapeur, un autoclave pour la cuisson de la viande et pour la stérilisation des conserves mises en boîtes.

L'autoclave adopté est vertical et de dimensions suffisantes pour contenir toute la viande provenant d'un bœuf.

Cette viande est coupée en morceaux de 0 kil. 500 environ, placés sur des claies que l'on met dans le panier de l'autoclave, panier au bas duquel se trouve une cuvette destinée à recevoir le jus rendu par la viande pendant la cuisson.

On met une petite quantité d'eau au fond de l'autoclave, et l'on y introduit le panier rempli de viande. On ferme l'autoclave et on le chauffe. En quelques minutes, on obtient la pression correspondant à la température de cuisson, et l'on maintient cette température pendant une heure. On fait alors échapper la pression intérieure par un robinet de décharge, on ouvre le couvercle et l'on retire le panier qui porte la viande cuite et le bouillon.

En procédant ainsi, on cuit toujours la viande à la

même température, et l'on a une fabrication absolument régulière.

La viande est cuite par grosses quantités (de 100 à 500 kilog.), ce qui diminue très sensiblement les appareils en service, les manipulations et la main-d'œuvre.

L'installation n'est pas très coûteuse ; elle est sûrement économique, car la vapeur n'a pas besoin d'être en aussi grande quantité que dans le procédé précédent.

Le bouillon qu'on obtient est très concentré, bien clair, et ne contient pour ainsi dire que du jus de viande.

Comme toutes les opérations sont faites en vase clos, on évite l'action oxydante de l'air ; on obtient des bouillons moins alcalins, et l'on conserve tous les principes et l'arome de la viande.

6° Revision et parage de la viande cuite.

La viande qui vient d'être ainsi refroidie est portée sur des tables en marbre, qui sont tenues dans le plus grand état de propreté par de fréquents lavages.

La revision des morceaux à ce moment est une des manipulations les plus importantes de la fabrication ; on ne saurait apporter trop de soin à sa surveillance.

L'exécution en est simple, rapide, puisque déjà les tendons, nerfs, aponévroses et pelotes de graisse ont été enlevés avant la cuisson.

La graisse qui peut rester entre les muscles apparaît nettement ; elle s'est agglomérée pendant la cuisson, sous forme de petites masses jaunâtres, qui se détachent avec la plus grande facilité. Quant aux dernières fibres tendineuses ou aponévrotiques, elles présentent l'aspect de cordes recroquevillées, jaunâtres, dures, offrant à la coupe une couleur hyaline, ambrée.

Chaque morceau doit être examiné séparément, paré

avec le plus grand soin, de façon à ne laisser pour l'emboîtage que la fibre musculaire exclusivement avec sa graisse interstitielle.

Voilà au moins le critérium dont il faut approcher autant que possible.

S'il existe des morceaux trop volumineux pour être introduits facilement dans les boîtes métalliques, c'est le moment de les fractionner, pour aider la rapidité de la mise en boîtes.

7° Dégraissage, clarification et concentration du bouillon.

Le bouillon qui provient de la cuisson des viandes doit être dégraissé, limpide, et peser un certain degré à l'aréomètre Baumé ; ce degré peut varier de 8°, limite inférieure, à 25°, à la température de 15° centigrades.

Dégraissage.

Laisser reposer et refroidir le bouillon. La graisse se fige à la surface ; on l'enlève à l'aide d'une écumoire. C'est le meilleur moyen ; il est très simple.

Clarification.

Enlever, par un moyen quelconque, les particules solides que le bouillon contient et qui peuvent le rendre trouble.

On peut tout simplement le décanter, c'est-à-dire le transvaser avec précaution, après l'avoir laissé reposer, de manière à laisser au fond du premier vase les particules solides qui s'y sont déposées. On peut encore filtrer le bouillon sur des tamis à mailles très serrées, ou bien sur des flanelles épaisses.

Concentration.

Cette opération a pour objet de réduire à la quantité nécessaire au remplissage des boîtes la quantité de bouillon fournie par la cuisson de la viande contenue dans ces boîtes métalliques.

On arrive à ce résultat par trois procédés différents :

a) Concentration du bouillon à l'air libre par l'ébullition ;

b) Concentration du bouillon à l'abri du contact de l'air sans vide ;

c) Concentration du bouillon à l'abri du contact de l'air avec vide.

a) *Concentration du bouillon à l'aire libre par l'ébullition.* — Cette concentration s'effectue dans des chaudières à double fond chauffées par la vapeur ou au bain-marie. (Fig. 3.)

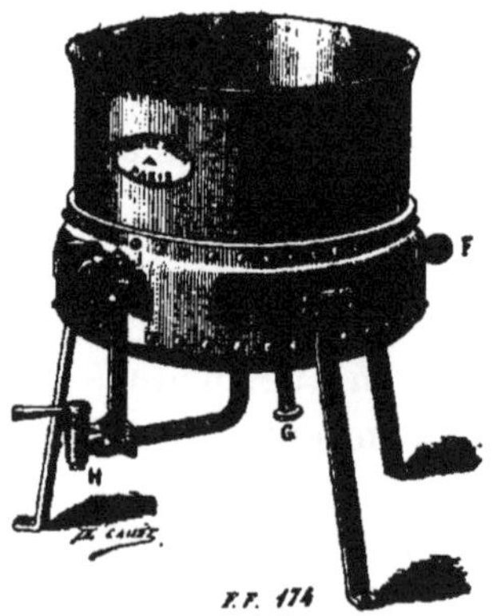

FIG. 3. — Bassine à double fond en fer forgé pour la concentration du bouillon à l'air libre.

L'ébullition est obtenue lentement et maintenue jus-

qu'à ce que la concentration soit jugée suffisante, c'est-
à-dire 8° de l'aréomètre Baumé à la température de 15°.

Ce contrôle par l'aréomètre doit toujours être effectué,
bien que les ouvriers arrivent vite à se rendre compte
par sa couleur et sa viscosité de l'état du bouillon.

Ce procédé de concentration à l'air libre est le plus
simple. Mais il a trop d'inconvénients : il demande un
temps assez long; il expose sans cesse le bouillon à l'action oxydante de l'air ; il donne des bouillons colorés à
l'excès, alcalins, troubles et fait courir les risques d'avoir
même des teintes rouge brique.

b) *Concentration du bouillon par évaporation à l'abri*

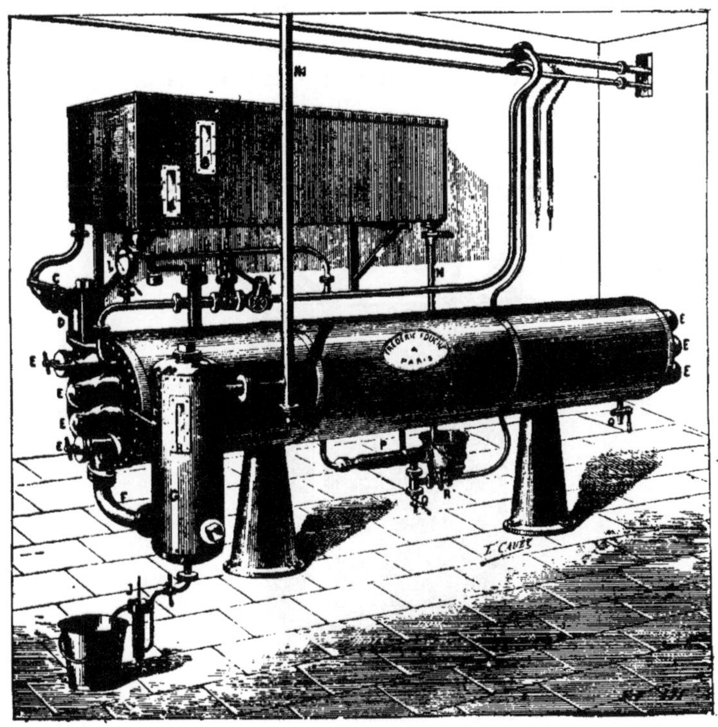

FIG. 4. — Appareil évaporateur continu pour la concentration du bouillon
à l'abri du contact de l'air, fonctionnant sans vide.

du contact de l'air sans vide. — Cette pratique exige des appareils plus compliqués; une chaudière où le bouillon, dégraissé et clarifié, est porté à l'ébullition ; une deuxième chaudière horizontale, où sont placés des tubes métalliques dans lesquels circule la vapeur. (Fig. 4.)

Le bouillon sortant de la première chaudière arrive dans la seconde, où il se trouve en contact avec les tubes surchauffés, et l'excès d'eau qu'il contient est rapidement vaporisé, puis condensé ; il s'écoule à l'extérieur.

Bien concentré, le bouillon doit peser un minimum de 8° à l'aréomètre de Baumé et à la température de 15°.

Ajouté à la viande et stérilisé avec elle, le bouillon doit se prendre en gelée par le refroidissement ; afin de donner plus de consistance à la gelée, il est permis d'ajouter au bouillon concentré le produit de la cuisson dans l'eau des parties tendineuses extraites de la viande avant le blanchiment.

Cette addition est tolérée dans la proportion maximum d'un litre de liquide gélatineux pour dix litres de bouillon concentré.

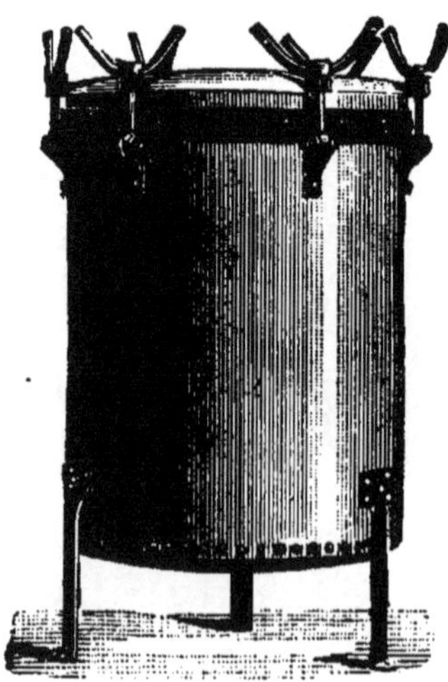

Fig. 5. — Digesteur autoclave pour la préparation du bouillon gélatineux.

Cette préparation du liquide gélatineux s'effectue dans un appareil appelé digesteur autoclave (fig. 5), et qui sert également pour la stérilisation des boîtes métalliques après leur fermeture.

c) *Concentration du bouillon par évaporation à l'abri du contact de l'air avec vide.* — Cette concentration a lieu dans une chaudière à double fond formant bain-marie, chauffée par la vapeur et dans le vide, chaudière réunie à un réfrigérant dans lequel viennent se condenser les vapeurs émises par le bouillon. (Fig. 6.)

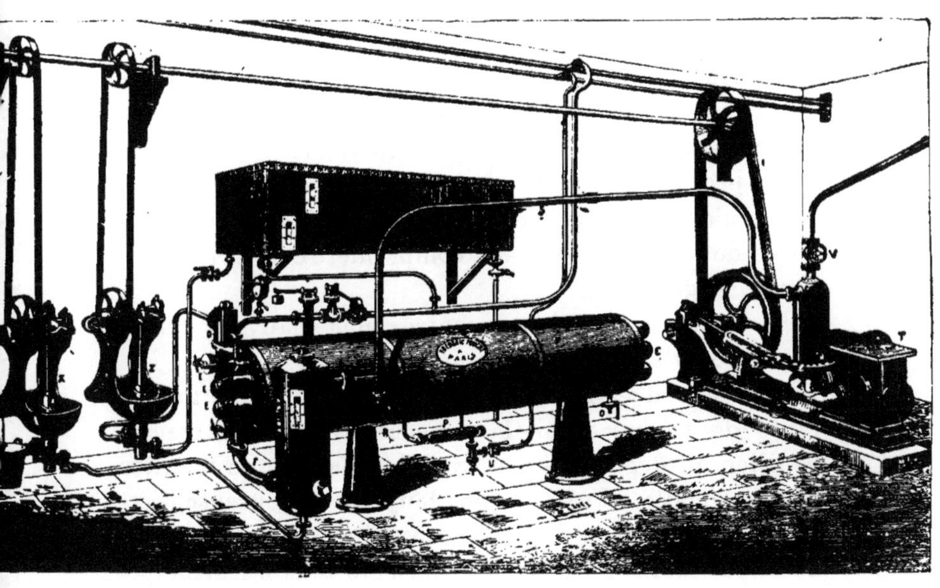

Fig. 6. — Appareil évaporateur continu pour la concentration du bouillon à l'abri du contact de l'air, fonctionnant avec vide.

Le bouillon provenant d'une opération de cuisson étant placé dans le récipient, on chauffe le bain-marie par un serpentin de vapeur.

Les vapeurs émises par le bouillon chassent tout l'air du récipient et du réfrigérant. Lorsque tout l'ensemble est bien purgé d'air, on condense les vapeurs qui se trouvent dans le serpentin du réfrigérant, en faisant arriver de l'eau dans la bâche, après, toutefois, avoir fermé le robinet de purge du réfrigérant.

Cette condensation produit dans l'appareil un vide qui peut descendre à 50 centimètres de mercure et plus, et qui abaisse à environ 80 degrés centigrades la température d'ébullition du bouillon. La concentration est donc faite ainsi à basse température ; elle évite toutes les altérations et la coloration excessive.

L'eau de condensation est élevée par une petite pompe à main et mesurée avec un seau, de manière à connaître toujours exactement la marche de l'opération.

Lorsque le bouillon est réduit à environ les 30/100 de son volume, l'opération est terminée et le liquide concentré est soutiré et envoyé à l'emboîtage.

Ce procédé a sur la concentration par évaporation sans vide l'avantage de diminuer considérablement la durée de l'évaporation sans compromettre la prise ultérieure en gelée.

Le bouillon est très concentré, bien clair, ne contenant pour ainsi.dire que du jus de viande.

Ce mode d'opération apporte une économie importante de vapeur pour la concentration définitive du bouillon au degré fixé ; le travail se fait d'une manière simple, facile, d'une façon toujours rigoureuse, excluant toute erreur dans la préparation ; on obtient des bouillons moins alcalins ; on conserve tous les principes et l'arome de la viande.

Il n'y a pas d'écrémage, pas de perte d'albumine.

8° Répartition de la viande dans les boîtes métalliques.

Il est prudent pour cette opération, qui suit immédiatement le parage de la viande cuite, de répartir les morceaux de façon à uniformiser autant que possible la composition des boîtes ; la consistance de la gelée n'est assurée qu'à cette condition.

L'emploi d'une presse à main pour l'emboîtage est à recommander ; la viande est ainsi refoulée au fond de la boîte, ce qui permet l'introduction plus facile du bouillon concentré.

Le poids normal net de la boîte de conserves après stérilisation est de 1 kilogramme, dont 800 grammes de viande cuite et 200 grammes de bouillon.

Pour obtenir ce poids, il semble suffisant de l'introduire intégralement dans la boîte. En effet, si la viande a été convenablement blanchie, si la revision des morceaux qui suit le blanchiment a été faite avec soin, et si le poids de 200 grammes de viande refroidie a été bien contrôlé, la perte résultant du passage à l'autoclave devrait être nulle.

C'est une erreur.

Pour les deux premiers modes de blanchiment, à savoir : le blanchiment à l'eau à l'air libre et le blanchiment à la vapeur et à l'air libre, voici ce qui se passe :

La température du blanchiment ne dépasse pas 100°, point d'ébullition de l'eau; tandis que la stérilisation est faite à 120°. Il en résulte donc que la viande cuite mise dans les boîtes subit une cuisson complémentaire pendant la stérilisation, cuisson qui lui fait rendre une certaine quantité de bouillon et perdre une partie de son poids, de 3 à 5 p. 100, si on le pèse après la stérilisation. Par contre, le poids du bouillon mis dans la boîte s'augmente de la quantité perdue par la viande; mais, comme cette augmentation comprend du bouillon non concentré, il y a diminution de la richesse de ce bouillon concentré.

Dans cette fabrication, il est difficile de savoir quelles sont les quantités de viande cuite et de bouillon concentré qu'il faut mettre dans les boîtes, par suite des variations qui se produisent dans le rendement en bouillon des viandes de bœuf, vache ou taureau, suivant leur qualité, leur fermeté, leur âge, leur état de graisse. Néanmoins, pour prévenir tout mécompte, il y a lieu d'introduire dans la boîte une quantité de viande refroidie légèrement supérieure à celle qu'elle doit contenir après la stérilisation. Par exemple, 825 grammes, au lieu de 800.

Dans la fabrication dans la vapeur en vase clos, c'est le contraire qui se passe. La viande blanchie dans la vapeur n'étant pas saturée d'eau, les parties gélatineuses s'emparent d'une faible quantité de bouillon, environ 2 à 3 p. 100 de son poids, tandis que le bouillon diminue d'autant.

Comme, après stérilisation, les boîtes doivent contenir 800 grammes de viande et 200 grammes de bouillon, il faut mettre dans ces boîtes un peu moins de 800 grammes de viande blanchie et un peu plus de bouillon.

9° Récipients. Sertissage. Soudure.

Les viandes de conserve sont renfermées dans des boîtes de la forme dite « rognon ».

Cette boîte se compose d'un fût et de deux fonds et se présente sous la forme d'un cylindre aplati d'un côté; elle est fabriquée en fer-blanc neuf, de provenance française, étamée à l'étain fin, qui devra donner à l'analyse :

Etain pur, 98 p. 100 au minimum ;

Impuretés (fer, cuivre et plomb), 2 p. 100.

Les impuretés ne doivent pas renfermer plus de 0,6 p. 100 de plomb ; le reste en cuivre et fer.

La force du fer-blanc, mesurée avec la jauge Palmer, peut varier pour le fût ou corps de la boîte de 37 à 40 centièmes de millimètre, et pour les fonds de 35 à 37 centièmes de millimètre.

La contenance des boîtes est de 1 kilogramme en matière comestible, poids net de la tare ; le récipient seul constitue la tare ; le poids net comprend la viande, la graisse et le bouillon.

Le corps de la boîte est serti longitudinalement. Le bourrelet formé par cette opération doit être intérieur à la boîte et se trouver sur une des génératrices de la partie bombée ou du méplat. Il est contresoudé extérieurement sur toute sa longueur.

Les deux fonds sont sertis ou agrafés par entrelacement avec le corps de la boîte.

Le seul procédé admis pour assurer l'herméticité est le contre-soudage après agrafage ou sertissage simple. Le contre-soudage est obtenu par une soudure continue et extérieure, appliquée sur la rainure des bourrelets formés par le sertissage.

Les soudures extérieures, c'est-à-dire celles qui ne doivent avoir aucun contact avec le contenu des boîtes, peuvent être pratiquées avec une soudure pouvant contenir au maximum 66 p. 100 de plomb et 33 p. 100 d'étain au minimum. En aucun cas, la soudure ayant cette composition ne doit pénétrer à l'intérieur des boîtes sous forme de bavures ou de grains. Toute soudure intérieure doit être pratiquée à l'étain fin.

Les boîtes portent sur le couvercle une inscription estampée suffisamment lisible, indiquant :

La nature de la denrée ;
Le lieu de fabrication ;
Le nom du fabricant ;
Le poids net de la boîte ;
Le mois et l'année de la fabrication, exprimés en chiffres. Exemple : *3-1900*, pour mars (troisième mois de l'année) 1900.

En outre, chaque jour du mois sera marqué sur le couvercle par les chiffres 1 à 31 immédiatement avant la fermeture.

10° Répartition du bouillon.

Suivant le mode de fermeture des boîtes, le moment de l'introduction du bouillon concentré varie.

Quelquefois, il n'y a pas d'inconvénient à le placer avec la viande cuite avant d'adapter le couvercle. Il est préférable de mettre d'abord le couvercle.

Celui-ci présente, pour le parage du bouillon, une petite ouverture circulaire obstruée par une petite patte de fer-blanc soudée à l'intérieur à l'étain fin. Cete petite patte est enlevée d'un coup de stylet au moment d'introduire le bouillon ; l'ouverture est ensuite fermée au moyen d'une petite capsule soudée avec une goutte d'étain fin.

Pour le dosage du bouillon, on se sert d'une mesure jaugée.

Si le bouillon qui s'écoule des boîtes au moment de l'emplissage est recueilli, il ne pourra être utilisé qu'après avoir été recuit.

Tout le bouillon doit être utilisé dans la journée, ou, dans les cas exceptionnels, le lendemain à la première heure ; dans ce cas, on le tiendra toute la nuit sous un filet d'eau froide pour assurer la conservation.

11° Bain d'épreuve.

Aussitôt après cette fermeture de la boîte, elle est soumise à une première vérification de son étanchéité. Pour cela, on la place pendant une demi-heure dans l'eau portée à l'ébullition. Un certain nombre de boîtes subis-

sent cette épreuve en même temps ; elles sont transpor-
tées dans des paniers en métal percés de trous.

Cet examen a pour but de rechercher les fuites provenant d'un vice de fabrication, défaut de fermeture ou de
soudure.

L'air intérieur fait dilater les parois de la boîte et,
s'il y a la moindre ouverture, s'échappe en formant des
bulles à la surface de l'eau.

Ces boîtes fuitées sont marquées de la lettre F sur le
couvercle avec un poinçon et sont mises de côté.

STÉRILISATION

La stérilisation a pour objet d'assurer la durée de conservation, en détruisant les germes vivants que l'air, le
bouillon et la viande, enfermés dans une boîte, peuvent
contenir.

En aucun cas, il ne doit s'écouler plus de quatre heures entre la fermeture des boîtes et leur stérilisation.

La stérilisation est effectuée dans des autoclaves à eau
ou à la vapeur, timbrés, au minimum, au degré légal.

Les boîtes, bien closes, sont entassées dans un panier

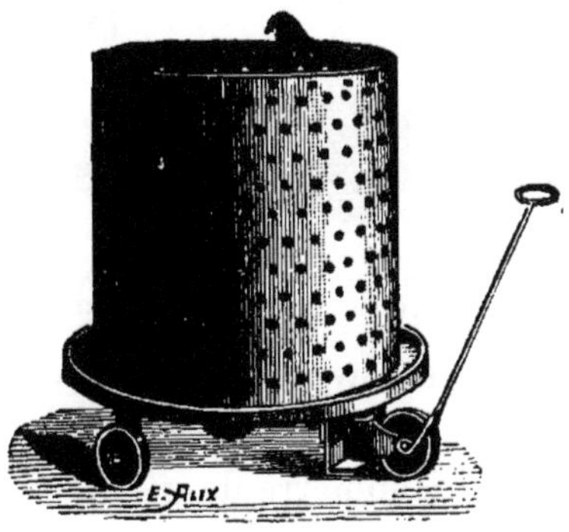

Fig. 7. — Panier métallique pour le chargement des boîtes dans l'autoclave,
et chariot.

métallique percé de trous. (Fig. 7.) Ce panier est porté, par une grue avec treuil (fig. 8), dans l'autoclave. (Fig. 9.)

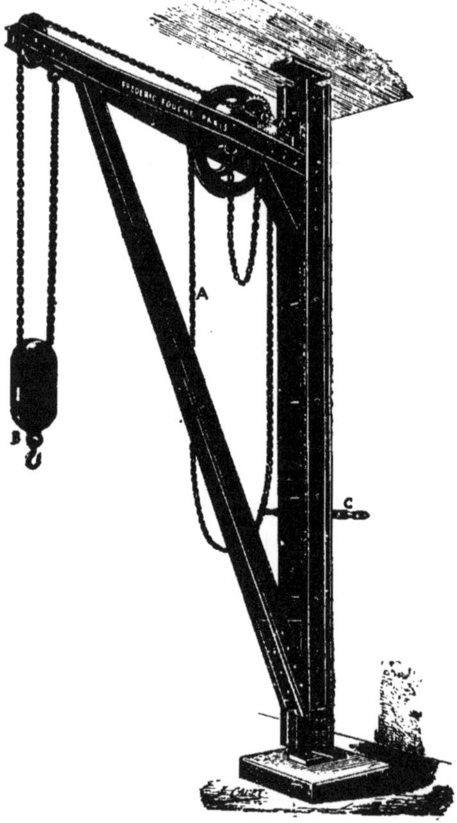
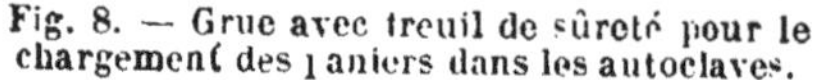

Fig. 8. — Grue avec treuil de sûreté pour le chargement des paniers dans les autoclaves.

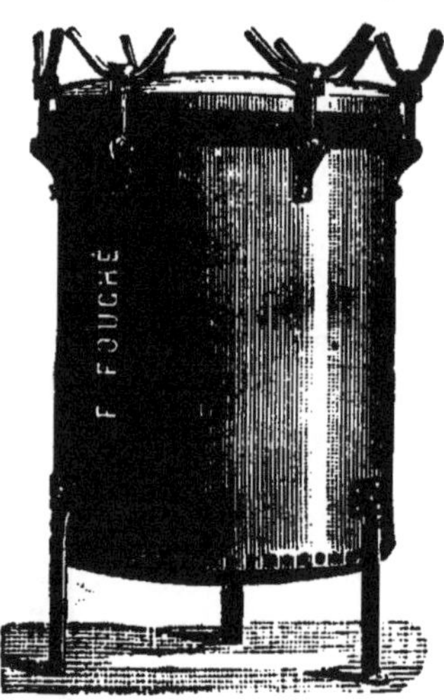

Fig. 9. — Autoclave chauffé par la vapeur pour l'ébullition des boites.

Chaque autoclave est pourvu d'un thermomanomètre enregistreur, inscrivant la courbe thermique de chaque opération. Le thermomanomètre devra marcher pendant sept jours au moins.

Une longueur de un centimètre au minimum devra correspondre, sur le graphique de cet appareil, graphique dont nous donnons un modèle à la page suivante, à la durée complète d'une stérilisation à l'autoclave, et une hauteur de 3 centimètres au minimum devra séparer l'horizontale de 120 degrés (1 kilogramme d'excès de pression) de celle de 100 degrés (0 kilogramme).

F. Van Esweld rappelle qu'une température de 70° détruit les parasites animaux contenus dans les viandes ; que 50 degrés suffisent pour tous les cysticerques, et qu'il faut 60° pour mettre à l'abri de la trichine.

Par contre, il faut parfois plus de 100° pour détruire la virulence des viandes, à cause de la résistance des spores.

D'après Kitasato, la toxine tétanique est détruite à 65°. Fischer et Enoch considèrent, au contraire, cette température comme insuffisante.

Forster assure que le bacille tuberculeux n'est tué que si la stérilisation dure une heure à 60°, 15 minutes à 65°, 10 minutes à 70°, 5 minutes à 80°, 2 minutes à 90°, et 1 minute à 95°.

Cependant, si les morceaux de viande ont une certaine épaisseur, la stérilisation de toute la masse est très difficile, même avec une température de 102°.

Wolfhügel et Hüppe, opérant sur un morceau de 4 kg. 5 de 36 centimètres de long, 22 centimètres de large, et 10 centimètres d'épaisseur, ont pu porter la température à 102° pendant quatre heures, sans jamais atteindre plus de 75°, 77° et 78° au centre.

Même dans l'appareil Becker-Ullmann, la stérilisation ne peut être complète en tous les points des morceaux de viande.

L'appareil stérilisateur de Rohrbeck se compose d'un cylindre horizontal à fermeture autoclave et à double paroi. Deux conduites de vapeur d'eau se rendent dans l'intérieur du cylindre et dans la double enveloppe. L'appareil permet de stériliser en deux heures et demie

À METTRE SOUS L'AUTRE EXTRÉMITÉ

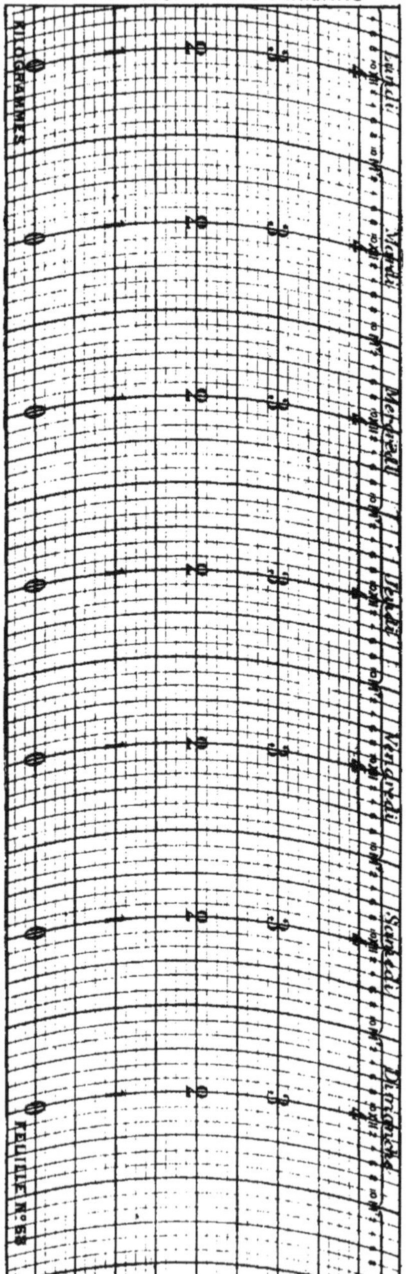
KILOGRAMMES
0
1
2
3
4
Lundi
Mardi
Mercredi
Jeudi
Vendredi
Samedi
Dimanche
FEUILLE N° 63

CETTE PARTIE BLANCHE DOIT ÊTRE PLACÉE SOUS LA LAME RESSORT

des morceaux de viande ayant 12 à 15 centimètres d'épaisseur et pesant de 3 à 6 kilogrammes.

La température atteint facilement 113°5, même dans l'épaisseur des morceaux.

On peut stériliser plusieurs bœufs à la fois.

Dans l'appareil de Rietschel et Henneberg on obtient une température de 118° à 120°.

Le stérilisateur de Hartmann, installé aux abattoirs de Hambourg, repose sur le même principe.

Olst a montré qu'après deux heures des morceaux de 16 centimètres d'épaisseur étaient complètement stérilisés dans cet appareil, que Abel, Glage, Kühnan recommandent beaucoup.

Les appareils utilisés reposent tous sur la stérilisation par la vapeur d'eau à haute pression.

Ce sont le Kapll-desinfector de de La Croix, amélioré par Rietschel et Henneberg; l'appareil Podewils; les appareils de Otte, Otte-Hartmann, Holthaus, Rubenkamp, Tejero, Wileké, etc.

Celui que nous avons représenté plus haut est d'une maison française, Fouché, à l'amabilité de laquelle nous devons toutes les gravures de cet ouvrage.

Il permet une stérilisation faite rigoureusement à une température oscillant entre 118 et 120 degrés centigrades, pendant un laps de temps de deux heures, décompté à partir du moment où le manomètre indicateur a marqué la température de 100 degrés.

Immédiatement après leur sortie de l'autoclave, les boîtes seront examinées avec la plus grande attention.

Les deux fonds doivent être nettement bombés et ne reprendre leur forme plane qu'après refroidissement.

CHAPITRE III.

FRAUDES.

La fraude la plus répandue est l'addition de viande de cheval à celle de bœuf. C'est celle qui, du reste, est le plus explicable, à cause de la modicité du prix de la viande de cheval.

Outre les caractères anatomiques des os, muscles et organes, la viande de cheval se distingue par sa couleur rouge brun, devenant rouillée à l'air, puis devenant presque noire. Elle est dure, résistante; le grain est plus grossier, il n'y a pas de persillé; la graisse est plus jaune et moins consistante que celle de bœuf; les intersections tendineuses et aponévrotiques sont plus marquées.

En cas d'embarras et pour arriver à définir nettement l'origine équine d'une viande désossée, on pourra avoir recours au procédé Brantigam et Edelman, simplifié par MM. Courtoy et Coremans.

Ce procédé repose sur les deux constatations suivantes :

1° La graisse de cheval possède un pouvoir d'absorption pour l'iode plus élevé que la graisse des autres animaux domestiques;

2° Les muscles du cheval renferment toujours une notable proportion de glycogène, alors que ce principe n'existe qu'en minime quantité dans les muscles des autres animaux, excepté, toutefois, pendant la vie fœtale.

Ce procédé, entré dans la pratique dès 1893 et expérimenté en France par M. Moulé, répond à peu près à toutes les exigences de l'inspection.

Voici très exactement le mode opératoire :

1° 50 grammes de viande, finement divisés, sont additionnés de 200 grammes d'eau et portés à l'ébullition pendant 15 minutes, s'il s'agit de viande fraîche, et pendant 30 minutes, s'il s'agit d'une préparation.

2° Après refroidissement, le bouillon obtenu est filtré sur un filtre en papier, préalablement mouillé, pour empêcher le passage des corps gras partiellement émulsionnés.

Si le liquide obtenu est épais, ou contient de l'amidon, on se sert avantageusement d'un linge fin.

3° Une petite quantité du liquide filtré est placée dans un tube à essai et traitée par quelques gouttes de la solution iodée suivante :

Iode, 2 parties ;

Iodure de potassium, 4 parties ;

Eau, 100 parties.

4° Trois cas peuvent se présenter :

a) Si le liquide ne se colore pas en brun foncé, on a affaire à des viandes autres que celles de cheval ;

b) Le liquide prend une coloration brun foncé, qui disparaît quand on chauffe vers 80 degrés centigrades, pour reparaître ensuite par le refroidissement, si le bouillon provient de viande de cheval ;

c) Le liquide prend une coloration bleue intense, ce qui indique la présence de l'amidon dans la préparation. Dans ce cas, le bouillon est additionné d'une quantité d'acide acétique au moins double de son volume et traité comme il a été indiqué plus haut.

Ce procédé, à la portée de tous, donne des résultats certains et constants, excepté avec les masséters interne et externe, qui ne renferment pas de glycogène.

On pourra aussi, mais sans en attendre une grande précision, recourir à l'emploi de l'acide sulfurique qui attaque la viande et dégage, en agissant sur elle, une cdeur qui peut mettre sur la voie de la vérité, en rappelant, dans une certaine mesure, l'espèce animale à laquelle appartient la viande examinée (Galtier).

CHAPITRE IV.

LÉGISLATION.

Le fabricant de conserves devra se conformer, en ce qui concerne la législation et la police sanitaire des animaux, aux lois et décrets ci-après :

I. Loi du 21 juillet 1881, sur la police sanitaire des animaux, modifiée par celle du 31 juillet 1895.

II. Décret du 22 juin 1882, portant règlement d'administration publique pour l'exécution de la loi sur la police sanitaire des animaux.

III. Arrêté ministériel du 12 mai 1883, indiquant les désinfectants à employer.

IV. Loi du 8 août 1884, relative aux ventes et échanges d'animaux domestiques.

V. Décret du 28 juillet 1888, complétant la nomenclature des maladies contagieuses.

VI. Arrêté ministériel du 28 septembre 1896, modifiant le décret du 28 juillet 1888.

VII. Articles 1641 à 1649 du Code civil, relatifs aux vices cachés dans les ventes d'animaux domestiques.

VIII. Articles 42, 43, 44 du Code rural.

IX. Loi du 27 mars 1851 :

Article premier. — Seront punis des peines portées par l'article 423 du Code pénal. . . . .

 1°. . . . .

 2° Ceux qui mettront en vente ou vendront des substances ou denrées alimentaires ou médicamenteuses qu'ils sauront être falsifiées ou corrompues.

Les peines portées à l'article 423 du Code pénal, sont de trois mois de prison au moins, un an au plus, et d'une amende qui ne pourra être au-dessous de 50 fr.

X. Sur la garantie dans la vente d'une bête bovine atteinte de tuberculose.

Consulté par le vice-président de l'*Union du Sud-Est des syndicats agricoles* sur deux questions relatives à la garanties dans les ventes de bovidés tuberculeux, M. Peuch a conclu de la façon suivante :

1° La vente d'un bovidé tuberculeux est nulle de plein droit (art. 1er de la loi du 30 juillet 1895); par conséquent, le vendeur doit restituer le prix qu'il a reçu.

L'acquéreur doit, sous peine de forclusion, former sa demande en restitution de prix dans le délai de dix jours (art. 1er de la loi du 30 juillet 1895) et bien établir l'identité de l'animal saisi.

2° L'animal tuberculeux saisi à l'abattoir comme tuberculeux a fait l'objet de ventes successives. La vente est nulle, et le dernier acquéreur doit former sa demande en restitution de prix dans les dix jours, à partir du jour de l'abatage. Les vendeurs successifs peuvent s'actionner les uns les autres, pour arriver à toucher le vendeur originaire ; mais ils ne peuvent profiter du délai de quarante-cinq jours imparti par la loi du 30 juillet 1895, l'animal n'ayant pas été séquestré après déclaration à l'autorité compétente.

Dans ce cas, le délai de dix jours est seul applicable.

CHAPITRE V.

RENDEMENT.

Le rendement varie suivant la race de l'animal, son âge, sa taille, son état de graisse et suivant le mode de travail ; c'est dire qu'il n'y a rien d'absolu.

En général, on estime que deux kilogrammes de viande en quartier donnent un kilogramme de viande parée, cuite et prête à être emboîtée.

Nous exposons dans le tableau suivant quelques données au sujet du rendement de la viande; les filets, la graisse de rognon et le rognons n'ont pas été comptés dans le poids des quartiers.

Ces trois expériences ont été faites à l'usine de conserves de Saint-Brieuc.

POIDS DE LA VIANDE en question	POIDS DES OS RETIRÉS.	POIDS DES TENDONS et aponévroses.	POIDS DE LA GRAISSE éliminée.	POIDS DE LA VIANDE prête à être blanchie.	POIDS DES DÉCHETS après le parage de la viande blanchie.	POIDS DE LA VIANDE blanchie.	VIANDE BLANCHIE employée pour une boîte de 1 kil.	Poids moyen du bouillon concentré ajouté dans chaque boîte.	NOMBRE DE BOITES fabriquées.
Kilog.	Kilog.	Kilog.	Kilog.	Kilog.	Kilog.	Kilog.	gram.	gram.	
144	22	6	5	111	6	62	850	200	66
178	26	7	8,5	132,5	6,5	75	850	200	81
159	23	6,5	5	126,5	6,5	70	850	200	75

Voici, d'autre part, le résultat d'une expérience de dosage faite, comme la présente, à l'usine des conserves de Saint-Brieuc, le 8 novembre 1900.

Cette expérience a porté sur huit boîtes, provenant de la fabrication du 3 novembre 1900. Elle montre ce que deviennent, en poids, les divers éléments, viande, graisse, bouillon, après la stérilisation.

N° DES BOÎTES.	POIDS BRUT de chaque boîte.	TARE de LA BOÎTE.	POIDS NET de la conserve.	POIDS de la viande	POIDS du BOUILLON et de la graisse	POIDS MOYEN de la graisse	POIDS du BOUILLON seul.
	kilog.	kilog.	kilog.	kilog.	kilog.	kilog.	kilog.
1	1.240	0.240	1.000	0.800	0.200	0.022	0.178
2	1.260	0.220	1.040	0.760	0.280	0.022	0.258
3	1.270	0.240	1.030	0.770	0.260	0.022	0.238
4	1.290	0.230	1.060	0.815	0.245	0.022	0.223
5	1.260	0.235	1.025	0.760	0.265	0.022	0.243
6	1.285	0.230	1.055	0.780	0.275	0.022	0.253
7	1.275	0.230	1.045	0.800	0.245	0.022	0.223
8	1.290	0.240	1.050	0.800	0.250	0.022	0.228
Moyenne par boîte..			1.038	0.786	0.252	0.022	0.230

Caractères d'une bonne conserve.

Quel que soit le procédé employé, la conserve ne contient ni sel, ni légumes, ni assaisonnement, ni matière colorante étrangère, ni condiment quelconque ; il ne doit entrer dans sa composition aucun antiseptique ni substance chimique ; elle doit, en outre, renfermer intégralement tous les produits de la cuisson de la viande.

La viande doit être bien cuite à point, sans exagération et de telle sorte qu'on puisse, à l'état froid, séparer, les uns des autres, sans les déchiqueter, les morceaux extraits d'une boîte ouverte. Elle ne doit présenter aucune trace d'altération survenue au cours de la fabrication, par le fait des germes microbiens qui auraient pu s'y développer.

La graisse doit être blanche et ferme ; son poids moyen par boîte ne doit par excéder 60 grammes pour la graisse libre du bouillon.

On ne doit trouver aucune partie tendineuse ou aponévrotique.

Le bouillon, qui doit provenir en entier de la cuisson

de la viande mise dans les boîtes, doit être gélatinisé au point voulu, pour n'entrer en liquéfaction, après sa prise en gelée, qu'à une température supérieure à 15 degrés centigrades. A l'état solide, il doit présenter l'aspect d'une gelée limpide, de couleur ambrée plus ou moins foncée. Le bouillon trouble, noirâtre ou rougeâtre que l'on obtient parfois dans les conserves, est l'indice d'une fabrication peu soignée.

Le bouillon doit fournir un extrait ayant les caractères d'un extrait de viande normale et donner à l'analyse les résultats minima suivants :

Extrait sec à 101°-103°, 12 grammes pour 100 grammes ;
Matières minérales, 1,30 p. 100 ;
Principes solubles dans l'alcool à 80 degrés centésimaux, 5 grammes pour 100 grammes.

Les conserves doivent être rigoureusement stérilisées, c'est-à-dire ne contenir aucun germe revivifiable ; elles doivent avoir bonne odeur, bon goût et réunir toutes les conditions d'un aliment sain et nutritif.

CHAPITRE VI.

A PROPOS DES ACCIDENTS CAUSÉS PAR L'INGESTION DES CONSERVES DE VIANDE.

« Il est certain que l'ingestion des conserves de viande a souvent déterminé des accidents ; mais, contrairement à ce que l'on a pu croire, ces accidents sont très rares, par rapport à la quantité énorme des conserves ingérées. »

Annuellement, il est mangé 15 millions de rations ; or, depuis plusieurs années consécutives, les statistiques n'offrent qu'une moyenne de 200 intoxications (1).

(1) Vaillard, *Les conserves.*

Souvent, on n'observe qu'un embarras gastrique avec un peu de fièvre, des troubles intestinaux présentant tous les symptômes de la gastro-entérite, symptômes qui peuvent aller jusqu'aux évacuations sanguinolentes; des troubles nerveux (céphalée, somnolence, rachialgie, crampes musculaires, mydriase, sécheresse de la gorge, anxiété respiratoire); des dérangements circulatoires (cyanose, faiblesse du cœur, collapsus); enfin, on trouve presque toujours de l'albumine.

Leur évolution s'accompagne habituellement d'un mouvement fébrile qui s'élève jusqu'à 39 et 40 degrés.

Ce sont là des symptômes communs au botulisme dû à l'ingestion des viandes de boucherie et à celui qui est provoqué par l'usage des conserves.

La gravité des accidents est généralement modérée, rarement mortelle à moins que des infections secondaires ne viennent se greffer sur la maladie primitive

Est-ce là un empoisonnement, ou, au contraire, le résultat de la multiplication d'éléments microbiens dans le tube digestif?

« Il est infiniment probable, dit Gautier (1), que les empoisonnements par les viandes toxiques sont surtout dus à la production des toxines proprement dites, alcaloïdes très faibles qui se rapprochent et quelquefois se confondent avec les peptones. »

La marche de l'infection est très variable; il arrive parfois que les accidents débutent presque aussitôt après l'infection, de deux à six heures; dans ce cas, on peut supposer qu'il existait dans la conserve une toxine préformée, occasionnant une intoxication aiguë. Mais, ordinairement, les phénomènes d'empoisonnement ont été précédés d'une période d'incubation plus ou moins longue, qui peut durer de 12 à 50 heures, et les troubles

---

(1) Gautier, *Les toxines animales et microbiennes.*

nerveux n'apparaissent parfois que plusieurs jours après le repas.

« Il est donc difficile, en s'appuyant sur les seules données de la clinique, de décider si le botulisme est un véritable empoisonnement dû à des matières animales altérées par des saprophytes toxicogènes incapables de se reproduire au sein des milieux vivants, ou s'il constitue une toxi-infection résultant, en majeure partie, d'un dévelopement des microbes pathogènes dans les voies digestives et peut-être même dans les organes internes (1). »

On s'est demandé si, en vieillissant, des transformations ne pouvaient pas s'opérer, qui aboutiraient à sa production de substances toxiques, transformations qui auraient lieu sous l'influence de la température, du temps, de l'humidité, sans aucune intervention microbienne ; c'est invraisemblable, et toutes les expériences chimiques ou physiologiques tentées dans ce sens sont restées sans résultats.

Les conserves peuvent avoir été fabriquées avec des viandes de mauvaise qualité, provenant d'animaux qui, au moment de l'abatage, étaient en mauvais état, ou bien avec des viandes qui avaient subi un commencement d'altération. Elles peuvent encore avoir été faites — et c'est vraisemblablement le cas le plus fréquent — avec des viandes provenant d'animaux apparemment sains, dont les poumons et les séreuses sont indemnes, dont l'aspect extérieur des masses musculaires est parfait, mais dont les organes digestifs sont le siège d'infections coli-bacillaires.

Il peut certainement arriver que, dans ces cas, la viande se trouve imprégnée de produits toxiques, qui ne

---

(1) V. Ermengen, *Contribution à l'étude des intoxications alimentaires.*

seront pas complètement détruits par la température à laquelle on effectue la stérilisation.

Enfin, la toxicité de la viande contenue dans la boîte de conserves peut résulter du retard ou de l'imperfection au cours des opérations de stérilisation. Vingt-quatre heures suffisent, par les températures chaudes, pour qu'un commencement de putréfaction s'établisse. Les boîtes reconnues « fuitées » au premier bain d'épreuve et qui, après plusieurs jours sont soudées à nouveau, puis stérilisées, « represervées » disent les ouvriers, sont également susceptibles de devenir dangereuses pendant ce court espace de temps. Un des fonds bombe : c'est l'indice d'une putréfaction certaine; un trou imperceptible, que l'on bouche ultérieurement, laisse passer les gaz dégagés, après quoi une stérilisation nouvelle semble avoir tout arrangé.

Evidemment, la stérilisation tue les microbes vivants; évidemment la putréfaction est à coup sûr arrêtée ; mais, malheureusement, la conserve n'en est pas moins dangereuse, car les poisons élaborés sont toujours très actifs.

« L'examen de certaines conserves, dit Vaillard, oblige à croire que toutes ces éventualités se réalisent parfois. » La viande y renferme des cadavres de microbes (cocci ou bacilles) en telle profusion que l'on croirait avoir sous les yeux les produits d'une véritable culture artificielle. Ces microbes colorables ont été tués par la stérilisation ; ils n'en avaient pas moins existé vivants, pullulé dans la viande. N'est-il pas loisible de supposer que leur végétation a donné lieu à la formation de substances chimiques complexes dont quelques-unes risquent d'être nocives? C'est sans doute ces conserves, soumises à la « représervation » et si riches en microbes, qui donnent lieu aux accidents se présentant avec les caractères de l'intoxication. »

Enfin, dans une boîte de conserves insuffisamment

stérilisée, les germes peuvent persister vivants et se développer par la suite.

Des recherches ont porté sur des conserves de tout âge et de toute provenance, prélevées parmi des lots en consommation et ne présentant aucune apparence d'altération. Or, un certain nombre ont donné des extraits toxiques pour les cobayes, sous la peau desquels ils étaient injectés. De ces extraits, les uns tuaient en quelques heures, les autres déterminaient simplement une hypothermie prolongée. (Pouchet, *Documents inédits*.)

Une conserve, où l'examen chimique décelait une proportion excessive d'azote ammoniacal, contenait une gelée liquide, qui, injectée à faible dose sous la peau, tuait un cobaye en 24 heures avec des accidents cholériformes et une algidité progressive.

La viande montrait en abondance des cadavres de microbes; et cependant, cette conserve avait bon aspect, bonne odeur et pouvait être tenue pour comestible.

Le contenu d'autres boîtes de même provenance, dont la gélatine était restée solide, ne s'est point montré toxique.

Il n'est donc point exceptionnel de trouver, dans les conserves, des extraits toxiques par injection sous-cutanée ; les mêmes procédés d'extraction, appliqués aux viandes fraîches et saines, ne décèlent jamais des produits semblables.

Mais, de ces faits, il faut se garder de trop induire, car, si les extraits de certaines conserves se montrent toxiques par injection sous-cutanée, rien ne prouve qu'ils agiraient de même par la voie digestive. Tel poison microbien se montre très actif lorsqu'il est injecté à dose infinitésimale sous la peau, alors qu'il est sans danger absorbé par le tube digestif, même à doses colossales.

Une étude profitable est celle qui porterait sur les conserves dont la consommation a provoqué des accidents. Mais, quand les accidents éclatent, le corps du délit a disparu, puisqu'il a été ingéré. L'expert ne dispose que de conserves prélevées dans le lot d'où provenait la boîte nocive et n'ayant peut-être pas les mêmes dangers.

Malgré une stérilisation consciencieuse de boîtes hermétiquement closes, il n'est pas rare de voir une putréfaction survenir par l'action de microbes anaérobies restés vivants. Cette fermentation est trahie par le bombement des fonds de la boîte, par l'effort des gaz intérieurs.

Dans d'autres boîtes qui semblent parfaitement saines, il est resté vivant une catégorie de microbes dont le développement exige la présence de l'air et dont on peut favoriser la pullulation par l'introduction d'air absolument aseptique. Le professeur Vaillard a trouvé une proportion énorme, s'élevant jusqu'à 70 ou 80 p. 100, de boîtes de conserves renfermant ainsi des germes revivifiables.

C'est certainement là un danger, car souvent ces boîtes sont ouvertes dans des cuisines chaudes et humides plusieurs heures avant leur consommation.

Quant aux variétés de microbes qu'il a pu isoler dans les boîtes de conserves, ce sont surtout des cocci, détruits à 100°, ce qui prouve que la stérilisation est souvent faite d'une façon très défectueuse.

Comme bacilles à spores, on a trouvé le B. Subtilis et diverses variétés de l'espèce mesentericus (vulgatus, ruber, fuscus). Cette dernière variété, qui transforme l'acide lactique en acide butyrique et l'azote albuminoïde en azote ammoniacal, intervient pour une large part dans l'éclosion de la putréfaction. Dans aucun cas, on n'a rencontré, dans les conserves, le B. Enteridis, si fréquent dans les empoisonnements par la viande fraîche, non plus que les bactéries franchement pathogènes pour l'homme.

La persistance de ces microbes ne peut-être que le résultat d'une stérilisation imparfaite, à cause de l'insuffisance du degré et du temps de chauffe.

Des expériences directes ont en effet montré que, si l'on soumet des conserves à la température de 120° dans des autoclaves employés par l'industrie, ce n'est seulement qu'après une heure trente que le centre de la boîte atteint 116 degrés. Or, industriellement, la durée de chauffage est bien rarement prolongée pendant un temps aussi long.

Pour s'assurer que la température centrale de la boîte atteint bien 115°, il suffit de faire la petite expérience que nous avons nous-même répétée plusieurs fois à l'usine de Saint-Brieuc.

On place, au milieu des morceaux de viande, du soufre en canon, et, lorsqu'on ouvre la boîte, après la stérilisation, au lieu de trouver ce qu'on a mis, on recueille, au fond de la boîte, un bloc de soufre informe qui a coulé là, puis s'y est solidifié, après fusion puis refroidissement. Comme le soufre fond à 112°, il est bien certain que la température, au centre de la boîte, a été au moins de 112°.

Cette question de la durée et de l'élévation de la température et de leur influence sur la destruction des germes morbides a suscité un certain nombre de travaux.

L'un d'eux est dû à M. le docteur G. Fiore. Il est basé sur une série d'expériences très originales, faites à l'Institut d'hygiène de Palerme et qui a donné des résultats fort intéressants.

M. Fiore mesurait d'abord la température centrale en lardant les morceaux de viande de petites flèches de métal fusible, dont on connaissait le point de fusion.

Dans d'autres cas, il injectait (1), à la surface ou au

---

(1) *Revue générale des sciences*, 1897.

centre du morceau de viande, des cultures riches en spores de bacilles charbonneux, et, après cuisson, il injectait le suc de la viande à des cobayes.

A la suite de la publication de ce mémoire, M. le docteur Vallin a entrepris une nouvelle série d'expériences;
il mesure la différence des différentes parties de la viande, en y introduisant une certain nombre de petits tubes
de verre effilés et capillaires, renfermant un composé
organique cristallisé, dont le point de fusion est connu.

Le professeur Vaillard termine ainsi son rapport au
congrès international d'hygiène d'août 1900 :

« Une conserve peut être dangereuse parce qu'elle est
fabriquée avec des viandes malsaines (animaux surmenés ou malades), parce qu'elle est préparée avec insou-
ciance et malpropreté, parce que des errements déplora-
bles (représervation) risquent de livrer au consommateur des produits faisandés ; enfin, parce que les procédés
de fabrication ne réalisent pas la stérilisation suffisante.

» Signaler ces faits, c'est, par cela même, indiquer les
moyens propres à prévenir les accidents que peuvent
occasionner les conserves. »

En théorie, la durée de conservation des viandes stérilisées par le procédé Appert est indéfinie; mais il est
loin d'en être de même en pratique, et les viandes con-
servées doivent être consommées dans un certain délai.

MM. Ogier et Rocques (1) ont étudié les moyens à
employer pour éviter les accidents provoqués par les
conserves. Ils ont montré que, si l'étamage des boîtes
n'est pas suffisant, le fer sous-jacent peut être attaqué
par le contenu des boîtes, et il se produit un dégagement
gazeux.

M. Doremus a examiné à ce point de vue un grand
nombre de boîtes de conserves à couvercle bombé et dont

---

(1) Ogier et Rocques, *Les conserves alimentaires.*

les gaz intérieurs contenaient 80 p. 100 d'hydrogène provenant de l'attaque du fer.

Cette question de l'étamage des boîtes a suscité, de la part de M. A. Riche, les conclusions suivantes :

1° Le danger du saturnisme nous menace sous les formes les plus diverses, très souvent fort insidieuses. Faire disparaître une de ces formes est rendre service à l'humanité.

2° Actuellement, la poterie d'étain est formée d'étain allié à du plomb, lequel a pour effet utile de corriger la mollesse de l'étain, par suite de laquelle ce métal, à l'état isolé, est impropre à former les ustensiles destinés à contenir, préparer et mesurer les boissons et les aliments.

3° L'addition à l'étain d'une minime proportion d'antimoine — 2 à 5 p. 100 — corrigerait ce défaut de l'étain et éviterait les dangers du plomb.

4° Au fur et à mesure que l'on arrive à préparer de l'aluminium plus voisin de l'état de pureté, on constate que, sauf en présence des alcalis, il peut rendre de grands services dans la construction des ustensiles d'économie domestiques.

CHAPITRE VII.

CONSERVATION DES SUBSTANCES ALIMENTAIRES PAR LES ANTISEPTIQUES (1).

La consommation des conserves de toute nature a pris, depuis une dizaine d'années, un essor considérable, et les procédés de conservation permis, tolérés et même défendus ont pris une extension qui devient inquiétante pour la santé des consommateurs.

---

(1) Brouardel et Pouchet, *Annales d'hygiène publique.*

Quel remède y apporter ?

Jusqu'ici, les poursuites exercées au sujet de l'addition de substances antiseptiques à des aliments n'ont pour ainsi dire jamais abouti à des condamnations et, par conséquent, à une répression efficace, parce que les tribunaux ont envisagé cette question à un point de vue dont il importe de faire ressortir l'inexactitude.

Presque toujours, la répression a été nulle, parce que la question a été prise de la façon suivante :

« Telle substance alimentaire, additionnée de tel ou tel antiseptique, a-t-elle causé un dommage immédiat au consommateur ? »

Posée en ces termes, la question amène nécessairement une réponse négative, la quantité de substance antiseptique ou conservatrice ajoutée à l'aliment n'étant jamais en quantité suffisante pour déterminer, *ipso facto*, des symptômes, même légers, d'intoxication.

Il est indiscutable que l'action d'une substance antiseptique sur un aliment ne peut s'exercer qu'en le mettant dans l'impossibilité de subir les métamorphoses qui provoquent les agents de la putréfaction, et qui sont, pour ainsi dire, les témoins de la possibilité, pour ces aliments, d'être utilisés comme substance nutritive, l'instabilité de la substance organique étant la condition essentielle des échanges nutritifs.

L'addition aux substances alimentaires de produits antifermentescibles, quelle qu'en soit la nature, est absolument irrationnelle au point de vue de la nutrition.

« Chacun des procédés de conservation pèche par sa base, attendu que, si le borax, par exemple, est un excellent antiseptique vis-à-vis de tel ou tel organisme inférieur, il est indifférent (pour ne pas dire plus), à l'égard de tel autre ; et, si l'on voulait seulement tenir compte d'un certain nombre de microorganismes, assez bien déterminés, jouant un rôle actif dans les altérations dites spontanées subies par les aliments, il faudrait ajouter à ces aliments à peu près tous les antiseptiques actuellement connus. Il nous paraît difficile de se nourrir de substances antifermentescibles ; on ne tendrait cependant rien moins que vers ce but si l'on permettait les boissons salicylées, les aliments conservés à l'aide du borax, d'acide benzoïque, de saccharine, etc., les légumes reverdis au cuivre.

» L'alimentation finirait bientôt par se composer, pour la plus grande partie, d'aliments rendus encore indigestibles par leur association à des composés absolument étrangers et ne pouvant qu'entraver les fonctions normales. »

La conservation des aliments par l'addition de substances antifermentescibles entraîne, de plus, une notable diminution de la valeur nutritive, ainsi que l'ont constaté les médecins militaires.

Indépendamment de l'armée et de la marine, l'usage des conserves est surtout répandu dans la classe des gens peu aisés, qui ont besoin d'une alimentation réparatrice auxquels l'ingestion de substances qu'ils croient nutritives et qui se comportent, en partie du moins, comme des substances étrangères, cause un préjudice considérable, quand elle n'entraîne pas des troubles sérieux de la santé.

« Que d'affections de l'appareil digestif, que d'anémies, d'affections chroniques de tout genre, pendant longtemps inexplicables, n'ont pas d'autres causes que l'ingestion longtemps continuée d'éléments étrangers à la composition normale de l'organisme qui, absorbés une seule fois à dose beaucoup plus forte, ne produiraient aucun trouble ! »

Le vin plâtré pourrait servir d'exemple à ce sujet.

La question importante n'est pas le danger de l'ingestion par hasard d'une conserve contenant un antiseptique quelconque ; c'est de savoir si l'ingestion, longtemps continuée, d'un aliment additionné d'une substance antiseptique peut nuire à la santé de celui qui en fait un usage journalier.

Pour prendre un exemple qui fasse bien comprendre notre pensée, une dose de 30 à 50 grammes d'acétate neutre de plomb, absorbée en une seule fois, pourra produire des effets médicamenteux et utiles, alors que la même quantité, répartie à la dose de quelques milligrammes dans les aliments ingérés chaque jour, produira infailliblement des phénomènes graves de saturnisme. Une eau renfermant, une fois par hasard, quelques milligrammes de plomb par litre, ne déterminera aucun accident chez celui qui la boira ; il n'en sera pas de même s'il est fait un usage journalier d'une pareille eau.

D'autre part, une dose qui est inoffensive pour une personne donnée, dont les organes d'élimination sont sains, deviendra nuisible pour une autre.

Le professeur Brouardel a fait, sur ce sujet, une expérience intéressante, concernant l'acide salicylique, dont il étudiait l'élimination suivant l'âge. Il fit prendre à trois personnes bien portantes trois quarts de litre de vin contenant 1 gramme d'acide salicylique.

Voici les résultats obtenus (1) :

Chez la première, âgée de 25 ans, l'acide salicylique parut dans les urines au bout de trois quarts d'heure et l'élimination fut complète après vingt-quatre heures.

Chez la seconde, âgée de 44 ans, l'élimination commença seulement après sept à huit heures et ne fut terminée qu'après quarante-huit heures.

Enfin, chez la troisième, âgée de 66 ans, l'élimination ne commença qu'après deux jours et dura huit jours.

---

(1) P. Brouardel, *L'exercice de la médecine et le charlatanisme.*

Cette dernière était donc particulièrement exposée aux dangers de l'accumulation de petites doses d'acide salicylique, et il est à noter que ses reins étaient normaux, et le danger eût été encore plus considérable si elle avait présenté de l'artério-sclérose cardio-rénale ou de la néphrite.

Au point de vue de la santé publique, la question de l'adjonction de substances étrangères destinées à assurer la conservation des viandes est donc des plus importantes.

Au congrès international de médecine (section de médecine légale), un rapport des plus documentés a été présenté par les professeurs Brouardel et G. Pouchet sur ce sujet. Ils le terminent de la façon suivante :

« Le diagnostic des accidents causés par ces absorptions journalières, qui ne troublent que lentement et sournoisement l'harmonie de la nutrition, est entouré de difficultés de toute sorte, mais c'est une raison pour ne pas perdre de vue l'importance de ce côté de la question et ne pas hésiter à reconnaître le tort irréparable que peut causer dans l'avenir, à la santé de l'individu, l'usage d'aliments de cette nature.

» Nous pensons qu'il y aurait un grand avantage, en même temps qu'un réel intérêt pour l'hygiène publique, à faire adopter par les tribunaux cette opinion, qui nous paraît absolument démontrée, que les aliments additionnés de substances antiseptiques, quelles qu'elles soient, constituent des produits de valeur nutritive amoindrie, on pourrait presque dire des aliments indigestes, et dont l'usage continué pendant un temps assez considérable ne laisse pas que d'être fort préjudiciable à la santé du consommateur.

» Il est désirable de savoir de quelle façon cette question est envisagée dans les différents pays ; et il y aurait lieu de faire, à ce sujet, des propositions qui seraient les bases d'un accord international. »

A la suite de la lecture de ce rapport, le vœu suivant, présenté par le docteur Bordas, a été adopté à l'unanimité :

« Le XIIIe congrès international de médecine (section de médecine légale), étant donnés les accidents signalés par les auteurs des différents pays, résultant de l'usage habituel des aliments et boissons dont la conservation a été assurée par des agents chimiques, émet le vœu que l'emploi de ces produits (borax, acide salicylique, formol, saccharine) soit interdit dans les matières alimentaires. »

Le docteur Bordas a repris cette importante question (1) devant le comité d'hygiène ; il étudie les principaux conservateurs qui sont livrés aux producteurs et au public sous les noms les plus variés.

Les dénominations qu'ils reçoivent sont quelquefois générales, telles que « conservateur, antiferment, fermenticide ».

Ces désignations sont parfois plus spéciales et varient pour un même produit avec celui qui le fabrique. C'est ainsi, par exemple, que l'*orizol*, l'*acétine*, l'*antiseptol*. la *Nievelina* ne sont autre chose que du bisulfite ; le *formol*, la *formaline*, de l'aldéhyte formique ; le *biborax*, la *fleur de conserve*, du borate de soude ; la *crysoléine*, du fluorure de sodium, etc.

Aldéhyde formique. — Cet antiseptique arrête la putréfaction de la viande à la dose de 1/5.000^e et en empêche la décomposition au 1/12.000^e.

Les avis émis sur son action physiologique sont très partagés.

D'après M. Trillat, des animaux peuvent vivre très

---

(1) Bordas, *La présence d'antiseptiques, dans les denrées alimentaires, est-elle nuisible à la santé ? Doit-on la tolérer ou la prohiber ?*

longtemps dans une atmosphère de formol, sans paraî-
tre trop incommodés.

Quant à l'ingestion, il cite les cas de malades qui en
ont absorbé une dose de 5 grammes et cela sans inconvénient.

Schützenberger pensait que l'aldéhyde formique pré-
sentait, sur les autres antiseptiques, l'avantage de donner des combinaisons insolubles avec les matières organiques; ces composés insolubles, dans lesquels l'agent
actif disparaît vite et entièrement, ne peuvent, d'ail-
leurs, être considérés comme des poisons.

Les appréciations de Buch et de Van der Linden sont
bien différentes. Ce corps serait, d'après eux, un poison
du système nerveux central, dont l'action porterait sur
le centre de la moelle allongée ainsi que sur les centres réflexes de la moelle.

Aronson a fait des expériences sur des lapins et il a
été amené à constater que le formol était dix-huit fois
moins toxique que le sublimé, mais qu'il déterminerait
néanmoins de la diarrhée.

Le produit résultant de l'oxydation de l'aldéhyde formique, c'est-à-dire le trioxyméthylène administré en
pilules, provoque des vomissements et fait très rapidement disparaître l'appétit.

Dans un rapport sur un nouvel antiseptique, le *for-
malin*, M. A. Gautier émit l'avis que si le formol pouvait être considéré comme un des meilleurs antiseptiques
connus pour la désinfection des locaux contaminés, il
ne pouvait être employé comme conservateur des aliments.

Le Comité consultatif d'hygiène de France, s'est d'ail-
leurs, prononcé dans le même sens dans sa séance du 16
novembre 1896.

Saccharine. — La saccharine est employée surtout
combinée à la soude, à l'état de saccharinate de soude

(sucrol, sucrine, dulcine, cristallose, etc.), son pouvoir antiseptique est environ de 0,03 pour 100.

Dès 1888, la Belgique frappe d'un droit de 140 francs, par kilogramme, les produits contenant plus de 0,5 pour 100 de saccharine, afin d'entraver l'introduction de cette substance.

La même année, le Comité consultatif d'hygiène de France approuve un rapport de MM. Brouardel, Pouchet et Ogier, dont on peut ainsi résumer les conclusions : « La saccharine n'est pas un aliment et ne peut remplacer le sucre; son emploi dans l'alimentation suspend ou retarde la transformation des matières amylacées ou albumineuses dans le tube digestif. Son absorption trouble la digestion et peut multiplier le nombre d'affections dyspeptiques. »

La vente de la saccharine a été réglementée en France par un arrêté du 6 octobre 1888, en limitant le débit aux pharmaciens. Les autres nations ont imité peu à peu cet exemple : l'Italie en 1890, l'Allemagne en 1897, l'Autriche en 1898, etc.

Acide borique et borate de soude. — L'acide borique est antiseptique à la dose de 7,50 p. 100; c'est donc un agent conservateur bien médiocre, et, *a fortiori*, le borax est-il encore moins efficace, puisqu'il en faut 70 p. 100.

Son addition dans les vins a été interdite depuis le 11 juillet 1891, mais aucun règlement n'en interdit l'introduction dans les autres denrées alimentaires.

L'étude de son action physiologique a fait l'objet de nombreuses recherches de la part des hygiénistes, surtout en France et en Angleterre.

Pouchet et Bourgoin la considèrent comme nuisible. Mitscherlich le range parmi les acides tonico-tempérants, pouvant provoquer une irritation des voies digestives, ayant pour effet d'amener des coliques ou de la diarrhée. Il lui attribue une action dissolvante sur les mucus et les cellules épithéliales, qui peut produire de la cardialyde et de l'albuminerie.

Le docteur Féré, l'envisageant comme médicament, appelle l'attention des médecins sur les dangers que peut présenter le *borisme*. Il fait remarquer, à ce sujet, que son emploi détermine des troubles intestinaux, des nausées, des douleurs temporales; il produit une sécheresse des téguments et un trouble dans la sécrétion de la peau, de sorte que cette action sur les tissus peut amener les furoncles, l'eczéma, etc.

Branthome et Catrin (1), citent des cas d'intoxication par l'acide borique.

Peligot, Proust, Lebon démontrent qu'une dose de 0 gr. 5 de borax absorbée quotidiennement pendant cinq à dix jours est mortelle pour le chien.

Chittenden prétend, au contraire, que, sans exception, l'ingestion de 1 gramme par jour d'acide borique est plus utile que nuisible à la santé; mais cette opinion a été discutée.

Acide sulfureux et bisulfites. — L'acide sulfureux, dont les propriétés antiseptiques sont connues depuis fort longtemps, ne servait autrefois qu'à désinfecter les futailles. Aujourd'hui, on ne se contente plus de mêcher les fûts, on conserve les vins, on les décolore même avec cet acide.

Sous différents noms, et, en particulier, sous celui de Nievelina, ou bisulfite de soude, on emploie cet antiseptique pour la conservation des viandes.

Pour le mettre en évidence, on emploiera les moyens suivants :

1° Traiter les viandes suspectes par l'eau acidulée avec

---

(1) *Presse médicale*, 1896.

de l'acide sulfurique, il se dégagera une odeur d'acide sulfureux ou de soufre brûlé;

2° Si ce moyen ne suffit pas, on traitera les viandes par l'eau de chlore, qui convertira le bisulfite de soude en bisulfate. Celui-ci sera mis en évidence par l'addition de chlorure de calcium, qui produira un précipité blanc insoluble dans les acides nitrique et chlorhydrique.

On s'est ému, avec juste raison, des inconvénients que pouvaient présenter l'emploi de ces bisulfites qui produisent des maux de tête et des troubles de la digestion.

.   .   .   .

.   .   .   .

En résumé, l'addition d'antiseptiques dans les denrées alimentaires produit les résultats suivants :

1° Elle est susceptible de nuire à la santé;

2° Elle peut permettre de conserver des éléments ayant déjà subi un commencement d'altération;

3° Elle modifie, le plus souvent, la composition des éléments organiques.

Il y a lieu d'interdire l'emploi des antiseptiques, nocibles ou non, dans toutes les denrées alimentaires.

TABLE DES MATIÈRES

Paris et Limoges. — Imp. milit. Henri CHARLES-LAVAUZELLE.